U0217656

腋路内镜隆乳术

Endoscopic Transaxillary Augmentation Mammoplasty

编　著｜〔韩〕尹源晙

主　译｜陈育哲　施问国

副主译｜杜建龙　刘　畅　曲　胜　曾　超

北京科学技术出版社

First published in English under the title
Endoscopic Transaxillary Augmentation Mammoplasty
by Won June Yoon, edition: 1
Copyright © Springer Nature Singapore Pte Ltd., 2019 *
This edition has been translated and published under licence from Springer Nature Singapore Pte Ltd..
Springer Nature Singapore Pte Ltd. takes no responsibility and shall not be made liable for the accuracy of the translation.

著作权合同登记号　图字：01-2019-8108

图书在版编目（CIP）数据

腋路内镜隆乳术 / (韩) 尹源晙编著；陈育哲，施问国主译. —北京：北京科学技术出版社，2020. 4
书名原文：Endoscopic Transaxillary Augmentation Mammoplasty
ISBN 978-7-5714-0776-6

Ⅰ. ①腋… Ⅱ. ①尹… ②陈… ③施… Ⅲ. ①乳房假体 – 内窥镜检 – 植入术 Ⅳ. ①R655.8

中国版本图书馆CIP数据核字（2020）第026091号

腋路内镜隆乳术

作　　者：〔韩〕尹源晙	电子信箱：bjkj@bjkjpress.com
主　　译：陈育哲　施问国	网　　址：www.bkydw.cn
责任编辑：杨帆　马丽平	经　　销：新华书店
责任校对：贾荣	印　　刷：北京利丰雅高长城印刷有限公司
责任印制：吕越	开　　本：787mm×1092mm　1/16
图文制作：北京永诚天地艺术设计有限公司	字　　数：80千字
出 版 人：曾庆宇	印　　张：5.5
出版发行：北京科学技术出版社	版　　次：2020年4月第1版
社　　址：北京西直门南大街16号	印　　次：2020年4月第1次印刷
邮政编码：100035	ISBN 978-7-5714-0776-6/R · 2749
电话传真：0086-10-66135495（总编室）	
0086-10-66113227（发行部）	
0086-10-66161952（发行部传真）	

定　　价：108.00元

京科版图书，版权所有，侵权必究。
京科版图书，印装差错，负责退换。

译 者 名 单

主　译：陈育哲　施问国

副主译：杜建龙　刘　畅　曲　胜　曾　超

译　者：陈　夏　丁小邦　董　新　李卫华

　　　　　邱　伟　汪世元　王子俊　吴长国

　　　　　吴东辉　杨丽萍　朱　轶

译者简介

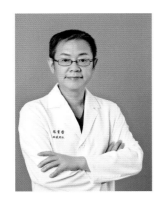

陈育哲　著名整形美容外科专家，毕业于北京大学医学部研究生院，师从于我国整形外科奠基人王大玫、孔繁怙、李健宁，在北京大学第三医院成形外科工作21年。主译《特贝茨隆乳术》《克尔曼脂肪注射》《内窥镜整形手术学》。中国医师协会美容与整形医师分会内窥镜技术专业委员会副主任委员、中国整形美容协会内窥镜整形外科分会副会长、中国整形美容协会脂肪医学分会副会长。

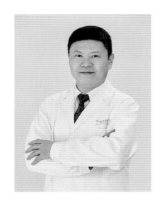

施问国　副主任医师，烟台青韩医疗美容医院技术院长，中国医师协会内镜医师分会委员、广东省整形美容协会整形美容外科分会常务委员、中华医学会整形外科分会会员，2018年艾尔建全国胸部整形手术视频大赛全国总决赛"最美弧度奖、最佳人气奖"获得者。

献给我的父母，Sung-RokYoon M.D., PhD 和 Choon-Ja Kim;
我的妻子 SookHu，我的儿子 Jang-HoandJi-Ho。
谢谢你们的支持和爱。
你们让这一切充满意义。

译者前言

进入 20 世纪后，随着许多新技术、新材料和新仪器的出现，整形外科有了突飞猛进的发展。内镜在外科领域的应用最早可以追溯到 19 世纪，腹腔镜、宫腔镜、膀胱镜、关节镜等目前已成为外科手术最常采用的器械。到了 20 世纪 90 年代初，内镜技术被引入到整形外科，经过近三十年的不断探索和实践，现在这项技术正在走向成熟。

2010 年，笔者在北京大学第三医院成形外科工作期间，翻译了《内镜整形外科学》（Nahai 和 Saltz 主编）。这部著作是国内引进的第一部专门介绍内镜整形手术的书籍，书中详细介绍了内镜整形外科的基本理论、仪器、手术器械和手术技巧，涉及了内镜面部手术、内镜乳房手术和内镜腹壁成形术。

此书出版后引起国内学术界的广泛重视，很多医生通过此书了解了内镜整形的基本理论和技术操作，为此，北京大学第三医院成形外科连续举办了两届"全国内镜微创技术在整形美容外科应用的培训研修班"。来自全国三甲医院整形外科的很多专家和高年资医生参加了培训，他们回到本单位后陆续开始尝试内镜整形手术，其中开展最多的就是内镜辅助假体隆乳手术。

鉴于内镜整形技术被越来越多地应用到假体隆乳手术中，在 2015 年和 2016 年，中国整形美容学会和中国医师协会美容与整形医师分会相继成立了内镜整形分会及其专家委员会，极大地推动了国内内镜隆乳手术的普及和发展。笔者也被推选为内窥镜技术专业委员会副主任委员，经常在全国乳房学术大会上做内镜隆乳手术演示，也积极参与协会组织的全国巡讲活动，把内镜隆乳技术传授给基层医院和机构的医生。

　　本书作者尹源晙是韩国著名的乳房整形专家，此书凝聚了他在内镜假体隆乳手术领域的经验和成就。书中介绍了假体隆乳手术的历史、相关解剖学、乳房假体发展概论、内镜设备和器械、假体隆乳术前设计、内镜隆乳操作技术及隆乳失败修复手术等。在对假体材料的介绍中，阐述了光面假体和毛面假体的定义和特征，以及间变性大细胞淋巴瘤 (ALCL) 与毛面假体的关系，强调使用光面假体和微毛面假体更加安全。根据美国假体隆乳专家 Tebbetts 提出的双平面概念，作者创新地采用腋路内镜辅助下形成Ⅱ型和Ⅲ型双平面技术，解决了乳房萎缩伴有轻度下垂的问题。最后，作者提供了内镜下假体隆乳失败修复手术的大量案例，展示了他在内镜下操作的高超技术和经验。

　　本书的译者来自全国各地机构，为乳房整形美容实战派医生，有丰富的假体隆乳手术临床经验。由于翻译时间紧迫，译者水平有限，书中可能会有翻译不妥之处，恳请读者提出宝贵意见。

陈育哲

"动感隆胸"概念创立者

2020 年 1 月

原书前言

1991 年，我迈出了成为整形外科医生的第一步，在此过程中，我发现自己对乳房成形术特别感兴趣。自那以后，我一直在乳房成形术领域深入学习和研究。通过大量阅读文献和跟随乳房成形术领域的权威专家如 Tebbetts、Spear、Per Heden、Bostwick、Hammond 和 Hall-Findlay 学习，我对整形外科的乳房成形术有了更深刻的理解并拓展了知识广度。

在亚洲，韩国外科医生在隆乳术中常实行腋窝切口入路；而在欧洲和北美，乳房下皱襞切口更为常见。由于这个原因，美国、加拿大和欧洲国家医生发表的学术著作中通常采用乳房下皱襞切口的方法。这些年来，我注意到已发表的关于腋窝切口入路（腋路）隆乳术的著作数量有限，这限制了广大整形医生学习和深入研究该方法。

腋窝切口入路隆乳术的病例，最初是采用钝性剥离的方法，不会出现精细剥离，因此手术过程和结果不全面。内镜隆乳术的引入为直视下精细剥离建立了新的基础。但由于关于这一主题的学术资源不足，深入研究受到限制。根据过去 20 年的经验，我整理了自己的研究和实践成果，创作了本书，书中包含内镜隆乳方法的实用技术和概念，希望通过我的分享进一步推动内镜隆乳术在乳房成形中的应用。

我真诚地希望我的著作和见解能够对那些致力于发展隆乳术的同行有所帮助。

尹源睃

目　录

隆乳术的历史

摘要

在 Vincenz Czerny 医生首次尝试隆乳手术之后，许多先驱者先后开发了新的手术方法，并为隆乳领域的发展做出了重要贡献。Thomas Cronin 和 Frank Gerow 首先在隆乳术中使用硅胶假体，而 Dempsey、Latham 和 Griffiths 也测试了各种方法。Regnault、Hoehler、Eiseman、Ho 和 Price 也对隆乳术的发展做出了巨大的贡献。2001 年，Tebbetts 提出了双平面的概念，确立了隆乳术中假体与软组织之间关系的概念。作者研究了这些杰出的高级外科医生的理论，并为隆乳术领域建立了基础知识体系，以进一步发展和改进内镜手术方法。

关键词

隆乳术历史·首次隆乳术·首个硅胶乳房假体·Cronin-Gerow 假体·肌肉下隆乳术·双平面隆乳术

渴望美丽而丰满的乳房是女人的天性，纵观历史，她们一直在努力地追求美丽的乳房。在过去的一个世纪里，现代医学的实践者们做出了这样的尝试。第一次医学尝试是由德国外科医生 Vincenz Czerny 进行并提出的；他利用从良性腰椎脂肪瘤中获取的自体脂肪组织进行隆乳手术，以获得肿瘤切除后乳房的对称效果[1]。Vincenz Czerny 是第一位尝试做隆乳手术的医生，被誉为"乳房美容手术之父"（图 1.1）。

随后，在 20 世纪早期，各种材料，如象牙、玻璃球、碎橡胶、牛软骨、涤纶羊毛、牙胶、Dicora、聚乙烯片、聚乙烯醇-甲醛聚合物海绵（Ivalon）、含 Ivalon 的聚乙烯囊、聚醚泡沫海绵（Etheron）、聚乙烯条带（Polystan）卷、聚酯（聚氨酯泡沫海绵）硅橡胶、Teflon-硅胶假体等，被试验性地植入乳房，但这些材料带来了极其不好的结果[2]。

Morton I. Berson（1945）、Jacques Maliniac（1950）分别进行了基于皮瓣的隆乳术。在美国，从 20 世纪 50 年代到 60 年代，液体硅胶注射材料被用于隆乳手术，但当时广大医生没有意识到其严重的并发症和副作用。这种医疗做法导致了硅胶肉芽肿，最严重的

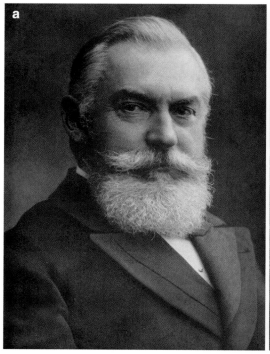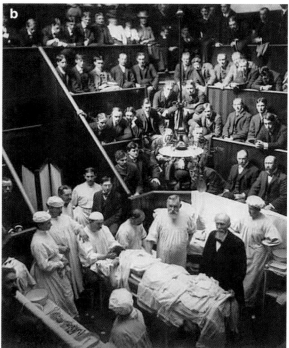

图 1.1　(a) Vincenz Czerny；(b) Czerny 医生在手术中

病例进行了乳房切除术。

　　1961 年，美国整形医生 Thomas Cronin 和 Frank Gerow 与 道 康 宁（Dow Corning）公司合作开发了第一个硅胶乳房假体。1962 年，外科医生首次使用 Cronin-Gerow 假体进行乳房成形术，并在学术期刊上发表了关于手术过程的描述[3]。Thomas Cronin 和 Frank Gerow 进行的首次手术开启了利用乳房假体进行隆乳手术的历史，他们的手术创新为乳房成形术和乳房重建成形术提供了新舞台，这是人类历史上前所未有的（图 1.2）。

　　后来，Dempsey 和 Latham 在 1968 年发表了一篇关于全肌肉下隆乳的论文，这是一种在胸大肌下植入假体的方法。在同一时期，Griffiths 于 1967 年在阿姆斯特丹的一次会议上提出了这种手术，并于 1969 年发表了文章[4, 5]。

　　人们对胸大肌下植入，即完全肌肉下放置乳房假体的兴趣越来越大，因为已知该手术方法可以减少包膜挛缩的风险。然而，与乳腺下隆乳术相比，这种手术的缺点是乳房上部会隆起，从而产生不自然外观。此后，Regnault 于 1977 年报道了一种改进方法，称为部分肌肉下隆乳，从而为现代隆乳术建立了基础[6]。Regnault 的方法与 2001 年 Tebbetts 改良的 I 型双平面隆乳术相同，是乳房成形术发展的一个巨大成就[7, 8]。

　　1973 年，德国外科医生 Hoehler 在一本出版物中首次介绍了经腋窝入路隆乳术[9, 10]。随着 Eiseman 等在 1974 年开始发表关于这种新方法的论文，人们对该方法的兴趣越来越大，这种方法得到了广泛应用[11-13]。韩国

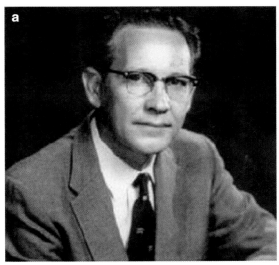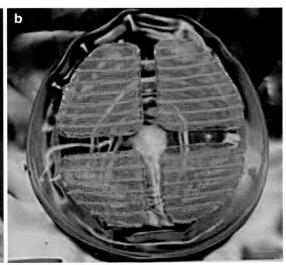

图 1.2 （a）Thomas Cronin 医生；（b）道康宁 Cronin-Gerow 乳房假体

研究者发表了许多案例研究文章，如 Moon Je Cho 在 1977 年的一个案例研究[14]。

后来，这种手术方法在韩国得到进一步发展，成为韩国和亚洲其他国家和地区进行隆乳术的主要方法。最初使用的方法是盲视技术，即钝性剥离——形成血肿和腔穴剥离不精确的风险很高。为了解决这些问题，Ho 和 Price 于 1993 年开始引入内镜下经腋窝切口隆乳术[15, 16]。

20 世纪 90 年代末，韩国开始进行内镜下经腋窝隆乳术，从 2000 年开始，越来越多的外科医生采用内镜下经腋窝切口进行隆乳手术，获得了成功[17–19]。

在经腋窝隆乳术中，使用内镜无疑是最合适的方法。然而在美国和欧洲国家，乳房下皱襞切口通常比腋窝切口更受欢迎，因而这些国家的医生对使用内镜的兴趣较低。相比之下，亚洲女性更常选择腋窝切口，瘢痕留在腋窝处，避免了乳房下皱襞处留下看得见的瘢痕。因此，使用内镜进行手术更有效。

Tebbetts 总结了关于双平面隆乳的知识，并于 2001 年发表[8]。这些关于双平面隆乳的知识使我们能够基于乳房软组织的弹性和厚度改进该方法并有效地将其分为三类。在文章中，Tebbetts 指出，对于腋窝切口形成 II 型和 III 型双平面是不切实际的。然而，本书作者设计了内镜下经腋窝腺体下隧道入路，可以通过腋窝切口进行，并于 2010 年在韩国美容整形外科学会提出了该方法，于 2014 年在《胸部整形外科》（Aesthetic Plastic Surgery）上发表了关于该方法的文章[20]。

内镜下经腋窝切口隆乳手术是一种适用于各种类型乳房的引人注目的隆乳方法。如果第一次手术接受了腋窝切口的患者需要再次手术，使用内镜进行经腋窝切口隆乳术是有可能的。这种方法使患者无须增加新的手术切口即可进行再次手术，提高了患者的满意度。

参考文献

1. Czerny V. Plastic replacement of the breast with a lipoma. Chir Kong Verhandl. 1895;2:216–218.
2. Bondurant S, Ernster V, Herdman R, editors. Committee on the safety of silicone breast implants. In: Safety of silicone breast implants. Institute of Medicine. 1999. p. 21. ISBN 0–309–06532-1.
3. Cronin TD, Gerow FJ. Augmentation mammaplasty: a new "natural feel" prosthesis. In: Transactions of the third international congress of plastic surgery, October 13–18, 1963. Amsterdam: Excerpta Medica Foundation; 1963. p. 41–49.
4. Dempsey WC, Latham WD. Subpectoral implants in augmentation mammoplasty: preliminary report. Plast Reconst Surg. 1968;42(6):515–521.
5. Griffiths CO. The submuscular implant in augmentation mammaplasty. In: Translations of the fourth international congress of plastic surgery. Amsterdam: Excerpta Medica Foundation; 1967. p. 1009–1015.
6. Regnault P. Partially submuscular breast augmentation. Plast Reconstr Surg. 1977;59(1):72–76.
7. Tebbetts JB. Transaxillary subpectoral augmentation mammoplasty: long-term follow-up and refinements. Plast Reconst Surg. 1984;74(5):636–649.
8. Tebbetts JB. Dual plane breast augmentation: optimizing implant-soft-tissue relationships in a wide range of breast types. Plast Reconstr Surg. 2001; 107(5):1255–1272.
9. Hoehler H. Further progress in the axillary approach in augmentation mammaplasty: prevention of encapsulation. Aesthet Plast Surg. 1977;1:107–113.
10. Hoelher H. Breast augmentation: the axillary approach. Br J Plast Surg. 1973;26(4):373–376.
11. Eiseman G. Augmentation mammaplasty by the trans-axillary approach. Plast Reconstr Surg. 1974;54(2):229–232.
12. Agris J, Dingman RO, Wilensky RJ. A dissector for the transaxillary approach in augmentation mammaplasty. Plast Reconstr Surg. 1976;57(1):10–13.
13. Wright JH, Bevin AG. Augmentation mammaplasty by the transaxillary approach. Plast Reconstr Surg. 1976;58(4):429–433.
14. Cho MJ, Ham KS, Lim P. Augmentation mammoplasty by the transaxillary approach. Arch Plast Surg. 1977;4(1):7–10.
15. Ho LC. Endoscopic assisted transaxillary augmentation mammaplasty. Br J Plast Surg. 1993;46(4): 332–336.
16. Price CI, Eaves FF III, Nahai F, Jones G, Bostwick J III. Endoscopic transaxillary subpectoral breast augmentation. Plast Reconstr Surg. 1994;94(5):612–619.
17. Park WJ. Endoscopic assisted transaxillary subpectoral augmentation mammaplasty. Arch Plast Surg. 1997;24(1):133–139.
18. Sim HB, Wie HG, Hong YG. Endoscopic transaxillary dual plane breast augmentation. Arch Plast Surg. 2008;35(5):545–552.
19. Sim HB. Transaxillary endoscopic breast augmentation. Arch Plast Surg. 2014;41(5):458–465.
20. Lee SH, Yoon WJ. Axillary endoscopic subglandular tunneling approach for types 2 and 3 dual plane breast augmentation. Aesthet Plast Surg. 2014;38(3): 521–527.

隆乳术的相关解剖学

摘要

　　与乳房下皱襞切口隆乳术所需要的解剖知识不同，在腋窝切口隆乳手术中，必须进一步了解腋窝区域的解剖结构。胸筋膜系统（thoracic fascia system）是乳房的重要结构。在隆乳术中，尽可能地保留胸筋膜系统是非常重要的。如果筋膜系统受损，就会有更高的并发症风险，包括双泡畸形和远期的沉底－脱出畸形（bottom-out deformity）。

关键词

　　乳房解剖·肋间臂神经·臂内侧皮神经·胸大肌·前锯肌·胸肌深筋膜·胸肌浅筋膜

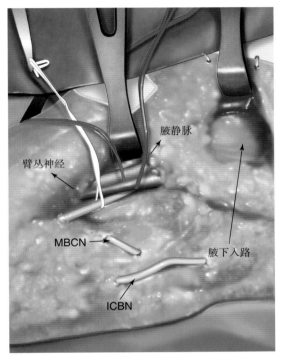

图 2.1　右侧腋窝的手术解剖。肋间臂神经（ICBN）和臂内侧皮神经（MBCN）走行于通往胸肌下隧道的深面和后方。此外，臂丛神经、腋动脉和腋静脉也行于通往胸肌下隧道的深面和后方

　　了解腋窝的解剖结构对于在手术中避免损伤周围神经，如臂丛神经、肋间臂神经（intercostobrachial nerve，ICBN）、臂内侧皮神经（medial brachial cutaneous nerve，MBCN），以及避免经腋窝切口过程中的血管损伤是至关重要的。

　　经腋窝顶部直接向下入路时，可以看到臂丛神经、腋动脉和腋静脉、肋间臂神经和臂内侧皮神经行经腋后区。

　　通过从腋窝的顶部入路沿皮下脂肪向内下朝着胸大肌头部方向，可以安全地做腋窝切口，避开上述关键结构（图 2.1）[1]。

2.1 乳房的位置

乳房从第 2 肋延伸到第 6 肋，并从胸骨缘延伸到腋中线。

2.2 乳房的外形和结构

胸肌浅筋膜（the superficial pectoral fascia）的深层和浅层包绕着乳房组织。乳房的外形和大小受到各种因素的影响，如基因、种族、饮食、年龄、分娩经历和更年期状态等。腺体组织连接输乳管窦，输乳管窦连接乳腺小叶与输乳管，输乳管通过乳头与外部相连。乳腺通过悬韧带连到胸壁上来维持其形态（图 2.2 和图 2.3）[2,3]。

2.3 乳腺的下部及延伸

胸肌深筋膜（the deep pectoral fascia）位于乳房组织的下部；2/3 的胸肌深筋膜覆盖胸大肌，其余的 1/3 覆盖前锯肌。

乳腺延伸至腋窝，因其形状像尾巴，故称乳房腋尾。

2.4 血管分布

胸廓内动脉起自锁骨下动脉，在胸壁内沿胸骨外侧向下走行 [2,3]。

在第 2、3、4 肋间隙，乳房内侧动脉发出穿支向上朝皮肤走行，并给乳房内侧组织供血。同样，胸外侧动脉起自腋动脉，向下

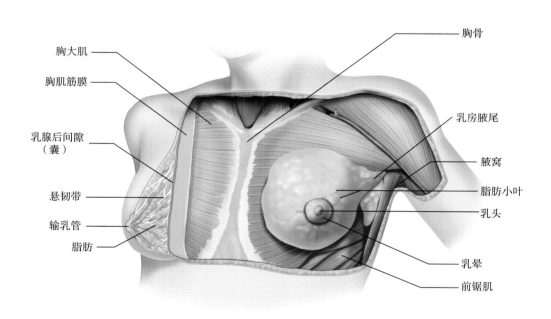

图 2.2 乳房的位置和解剖

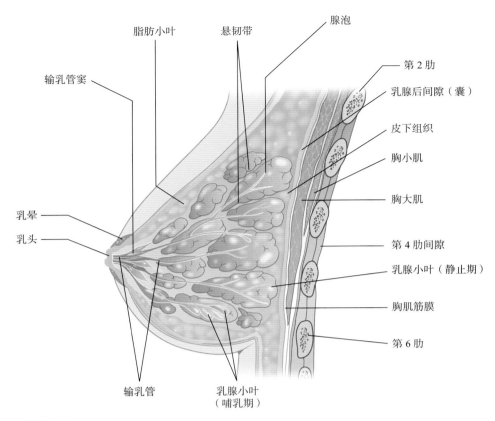

脂肪小叶　　　悬韧带　　　　　　腺泡

输乳管窦

第 2 肋

乳腺后间隙（囊）

皮下组织

胸小肌

胸大肌

乳晕

乳头

第 4 肋间隙

乳腺小叶（静止期）

胸肌筋膜

第 6 肋

输乳管　　　乳腺小叶
　　　　　（哺乳期）

图 2.3　乳腺解剖

走行，从外侧延伸至内侧，通过乳房外侧支向乳房外侧供血。来自第 3、第 4 和第 5 肋间隙的肋间后动脉外侧皮支的乳房外侧支从外侧走行至内侧，向乳房外侧组织供血。来自腋动脉分支的胸肩峰动脉的胸肌支，部分供血至乳房上部，肋间前动脉的乳房支同样部分供血至乳房上部（图 2.4）。

乳房的静脉分布与动脉相同。胸廓内静脉在胸壁内侧从上向下走行，该静脉通过穿支穿过胸骨外侧的肋间隙。乳房内侧静脉引流乳房内侧的血液。胸外侧静脉是腋静脉的属支，沿胸壁前、外侧走行，通过外侧支引流乳房外侧的血液。

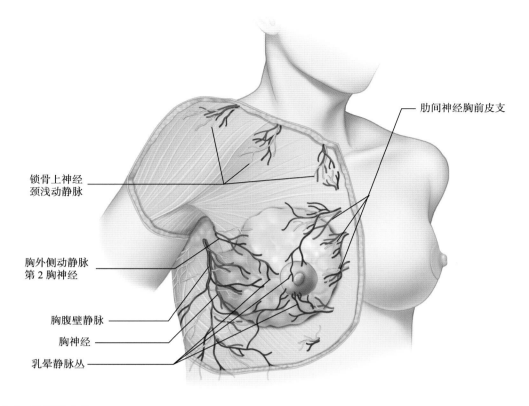

锁骨上神经
颈浅动静脉

胸外侧动静脉
第 2 胸神经

胸腹壁静脉

胸神经

乳晕静脉丛

肋间神经胸前皮支

图 2.4　乳腺的血供

肋间后静脉的外侧皮支也引流乳房外侧的血液。此外，胸肩峰静脉的胸肌支是腋静脉的分支，引流乳房上部的血液。肋间前静脉的乳房分支也引流部分血液（图 2.5）。

胸腹壁静脉连接胸外侧静脉和腹壁浅静脉。这条静脉较粗，做腋窝切口时在切口线下方可见（图 2.6~ 图 2.9）。

2.5　神经分布

在乳房的感觉神经中，第 2~6 肋间神经的前皮支为乳房内侧支，第 2~6 肋间神经的外侧皮支为乳房外侧支，锁骨上神经部分支配乳房上部区域[2,3]。

肋间臂神经是第 2 肋间神经和第 3 肋间神经的外侧皮支，它向下与臂内侧皮神经交通（图 2.10~ 图 2.12）。

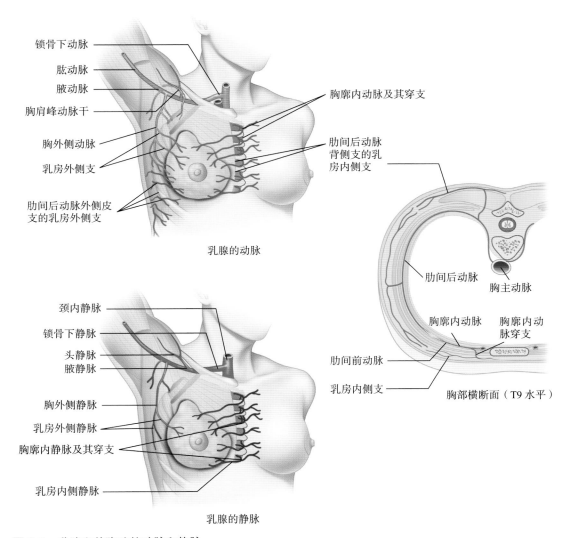

锁骨下动脉

肱动脉

腋动脉

胸肩峰动脉干

胸外侧动脉

乳房外侧支

肋间后动脉外侧皮
支的乳房外侧支

胸廓内动脉及其穿支

肋间后动脉
背侧支的乳
房内侧支

乳腺的动脉

颈内静脉

锁骨下静脉

头静脉

腋静脉

胸外侧静脉

乳房外侧静脉

胸廓内静脉及其穿支

乳房内侧静脉

乳腺的静脉

肋间后动脉

胸主动脉

胸廓内动脉

胸廓内动
脉穿支

肋间前动脉

乳房内侧支

胸部横断面（T9 水平）

图 2.5 乳腺和前胸壁的动脉和静脉

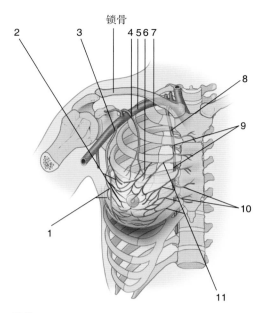
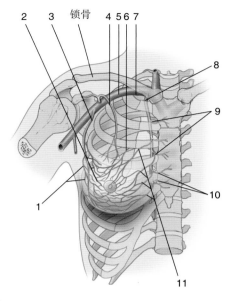

动脉:
1. 肋间后动脉外侧皮支的乳房外侧支
2. 胸外侧动脉的乳房外侧支
3. 胸外侧动脉
4. 胸肩峰动脉胸肌支
5. 腋动脉
6. 肋间前动脉的乳房支
7. 锁骨下动脉
8. 胸廓内动脉
9. 穿支
10. 胸骨支
11. 乳房内侧支

静脉:
1. 肋间后静脉外侧皮支的乳房外侧支
2. 胸外侧静脉的乳房外侧支
3. 胸外侧静脉
4. 胸肩峰静脉胸肌支
5. 腋静脉
6. 肋间前静脉的乳房支
7. 锁骨下静脉
8. 胸廓内静脉
9. 穿支
10. 胸骨支
11. 乳房内侧静脉

图 2.6 前胸壁的动脉和静脉

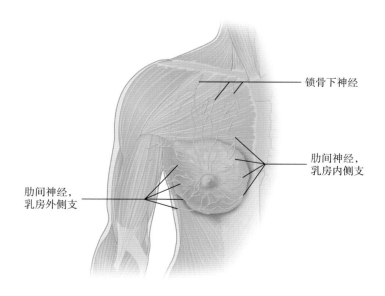

图 2.7 乳房的神经

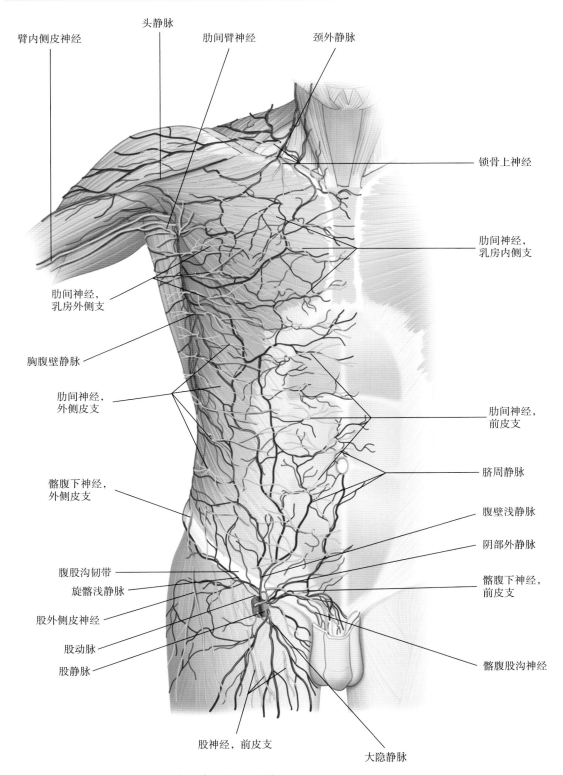

臂内侧皮神经

头静脉

肋间臂神经

颈外静脉

锁骨上神经

肋间神经，
乳房内侧支

肋间神经，
乳房外侧支

胸腹壁静脉

肋间神经，
外侧皮支

肋间神经，
前皮支

髂腹下神经，
外侧皮支

脐周静脉

腹壁浅静脉

阴部外静脉

腹股沟韧带

旋髂浅静脉

股外侧皮神经

股动脉

股静脉

髂腹下神经，
前皮支

髂腹股沟神经

股神经，前皮支

大隐静脉

图 2.8 躯干前面浅层动脉、静脉、神经（正面观）

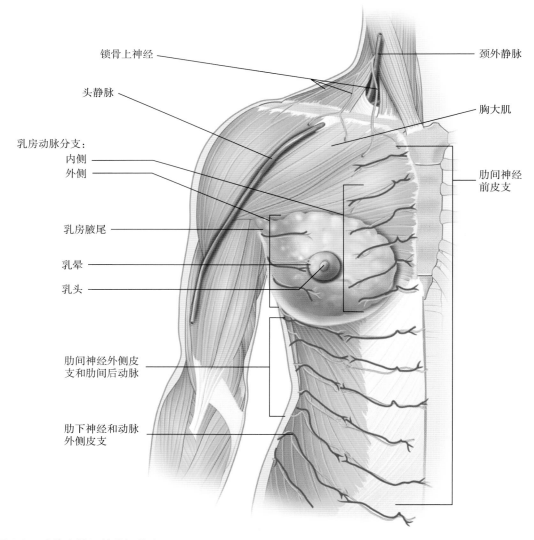

锁骨上神经

头静脉

乳房动脉分支：
内侧
外侧

乳房腋尾

乳晕

乳头

肋间神经外侧皮
支和肋间后动脉

肋下神经和动脉
外侧皮支

颈外静脉

胸大肌

肋间神经
前皮支

图 2.9　动脉和神经的肋间分支

2.6　淋巴引流

　　乳晕下淋巴丛与胸肌（前）腋淋巴结相连，并通过胸骨旁淋巴结引流乳房内侧的腺体组织。乳房上部腺体组织通过腋尖淋巴结或锁骨上淋巴结引流，而乳房下部腺体组织的淋巴下行，连接膈淋巴结并通过它引流（图 2.13）。

2.7　肌肉[2,3]

2.7.1　胸大肌

　　胸大肌的锁骨部起自锁骨内侧半。胸肋部起源于胸骨的前表面以及从第 2 到第 6 肋软骨的内侧区域。此外，腹部起自腹直肌鞘的前层。但是腹部的起始位置要比肋骨起点

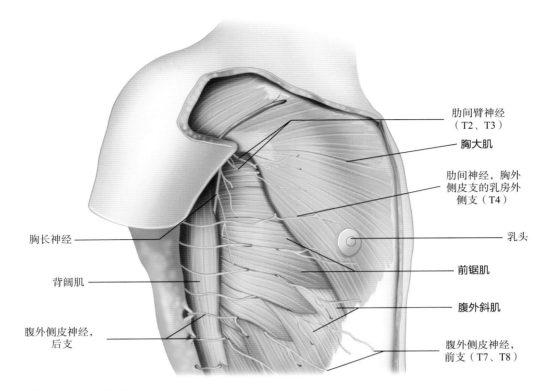

肋间臂神经
（T2、T3）

胸大肌

肋间神经，胸外
侧皮支的乳房外
侧支（T4）

乳头

前锯肌

腹外斜肌

腹外侧皮神经，
前支（T7、T8）

胸长神经

背阔肌

腹外侧皮神经，
后支

图 2.10　肋间神经的分支

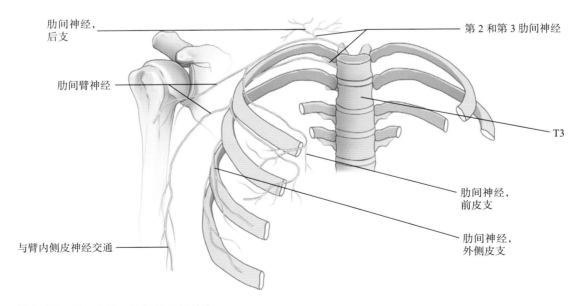

肋间神经，
后支

肋间臂神经

与臂内侧皮神经交通

第 2 和第 3 肋间神经

T3

肋间神经，
前皮支

肋间神经，
外侧皮支

图 2.11　第 2 和第 3 肋间神经的分支

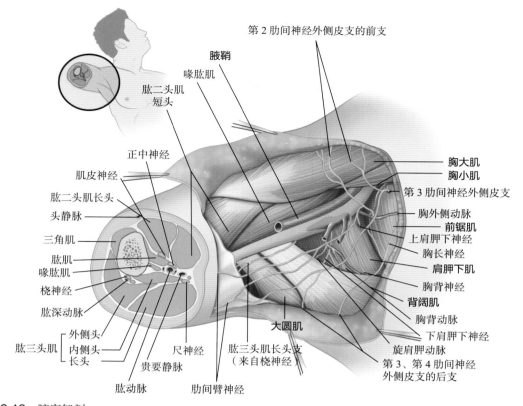

第 2 肋间神经外侧皮支的前支

腋鞘

喙肱肌

肱二头肌
短头

正中神经

肌皮神经

肱二头肌长头

头静脉

三角肌

肱肌

喙肱肌

桡神经

肱深动脉

肱三头肌 { 外侧头 内侧头 长头 }

尺神经

贵要静脉

肱动脉

肱三头肌长头支
（来自桡神经）

大圆肌

肋间臂神经

胸大肌
胸小肌

第 3 肋间神经外侧皮支

胸外侧动脉
前锯肌
上肩胛下神经
胸长神经
肩胛下肌
胸背神经
背阔肌
胸背动脉
下肩胛下神经
旋肩胛动脉
第 3、第 4 肋间神经
外侧皮支的后支

图 2.12　腋窝解剖

更靠下，在隆乳手术中切开肌肉时要小心
（图 2.14 和图 2.15）。

胸大肌止点位于肱骨大结节嵴上。它的
作用是使上臂内收和内旋。锁骨部和胸肋部
与肩关节的前屈有关。此外，当肩胛带固定
时，胸大肌辅助呼吸运动。

胸大肌由胸内侧神经（来自 C5~T1）
和胸外侧神经支配。

2.7.2　胸小肌

胸小肌位于胸大肌内侧，起自第 3~5 肋。
胸小肌止于肩胛骨的喙突。胸小肌的下

角向后下方收缩，可使肩胛骨整体向下运
动。胸小肌也可向下方旋转肩胛盂，同时也
辅助呼吸运动。

胸小肌由胸内侧神经（来自 C6~T1）
和胸外侧神经支配（图 2.16）。

2.7.3　前锯肌

前锯肌起自侧胸壁第 1~9 肋，止于肩
胛骨；上部止于肩胛骨上角附近，中部沿肩
胛骨内侧缘抵止，下部止于肩胛骨下角和内
侧缘附近。

前锯肌拉动肩胛骨向外和向前运动。当

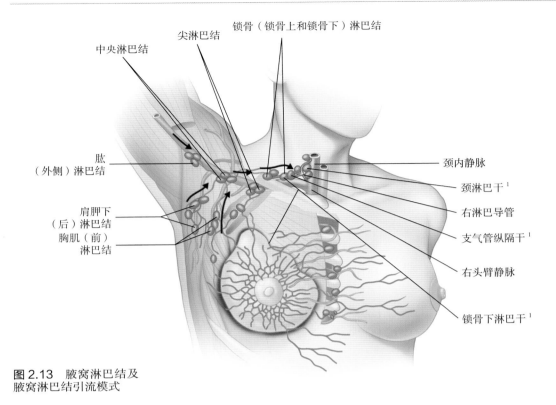

中央淋巴结
尖淋巴结
锁骨（锁骨上和锁骨下）淋巴结
肱（外侧）淋巴结
肩胛下（后）淋巴结
胸肌（前）淋巴结
颈内静脉
颈淋巴干[1]
右淋巴导管
支气管纵隔干[1]
右头臂静脉
锁骨下淋巴干[1]

图 2.13 腋窝淋巴结及腋窝淋巴结引流模式

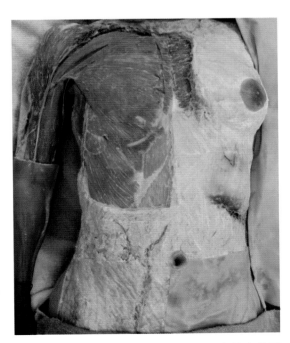

图 2.14 胸前区肌肉（图片由韩国天主教大学医学院解剖学系 U-Young Lee 提供）[4]

肩胛带固定后，肌肉上提肋骨，辅助呼吸。此外，前锯肌的下部旋转肩胛骨，并使肩胛骨下角向外和向前运动。前锯肌上部的功能是助臂上举。

前锯肌由胸长神经（来自 C5~C7）支配（图 2.17）。

2.7.4 腹外斜肌

腹外斜肌起自胸外侧壁第 5~12 肋的外侧。

腹外斜肌以腹外斜肌腱膜的形式止于腹直肌鞘前层和白线。它与前锯肌的下部和背

---

[1] 译者注：原著中颈淋巴干、支气管纵隔干及锁骨下淋巴干的上支都指示的是淋巴结位置，为遵从原著，本书未修改图片，但特此指出该处错误。

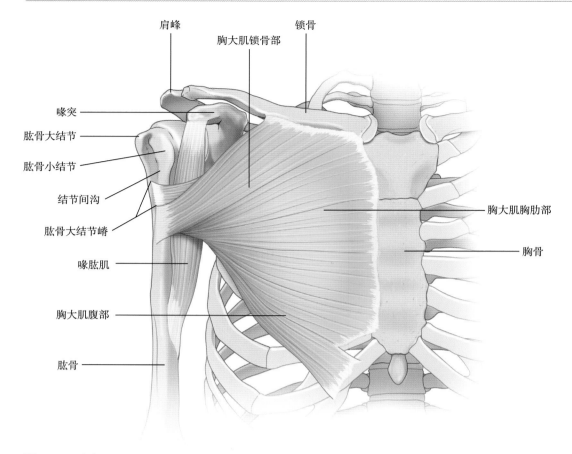

图 2.15　胸大肌

阔肌的下部交错，下部的一部分止于髂嵴外唇。该肌肉可屈曲躯干至同侧，旋转躯干至对侧。此外，当双侧肌肉收缩时，使躯干前屈，骨盆外展，维持腹部张力。

腹外斜肌由肋间神经（来自 T5~T12）和髂腹下神经支配（图 2.18）。

2.8　胸前壁的筋膜

胸筋膜系统是乳房的重要结构。胸肌深筋膜覆盖胸大肌表面。

胸肌深筋膜浅层位于前方，而胸肌深筋膜深层位于后方。胸肌深筋膜浅层覆盖胸

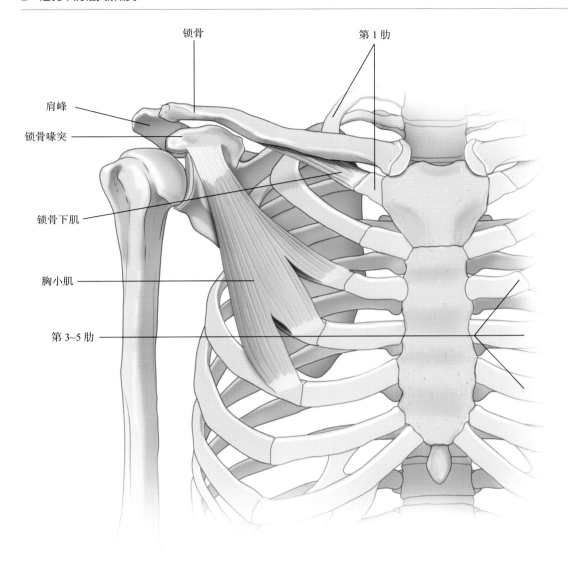

图 2.16 胸小肌

大肌前方，而胸肌深筋膜深层覆盖胸大肌后方。

　　胸肌浅筋膜覆盖乳房组织，胸肌浅筋膜的浅层覆盖在乳房组织前方，胸肌浅筋膜的

深层覆盖在乳房组织后方。

　　在隆乳术中，尽可能地保留胸筋膜系统是非常重要的。如果筋膜系统受损，并发症的风险将变高，如双泡畸形和远期的沉底 –

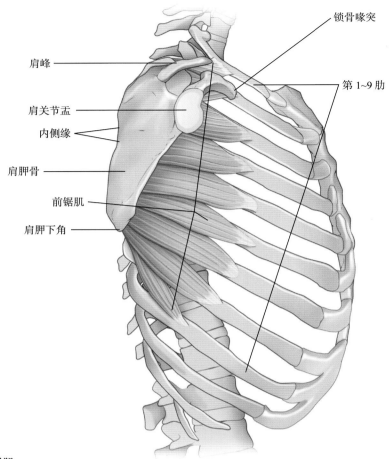

锁骨喙突

第 1~9 肋

肩峰

肩关节盂

内侧缘

肩胛骨

前锯肌

肩胛下角

图 2.17 前锯肌

脱出畸形 [5]。

　　关于乳房下皱襞存在的韧带样结构的报道有很多，但仍存在争议。1995 年，Bayati 等发表在《整形和重建外科》（*Plastic and Reconstructive Surgery*）的一项研究指出，

腹直肌筋膜在内侧与第 5 肋骨膜融合；在外侧，第 5 和第 6 肋之间的筋膜与前锯肌和腹外斜肌筋膜融合。2000 年，Muntan 等提出浅筋膜与真皮在乳房下皱襞处相连（图 2.19）[6, 7]。

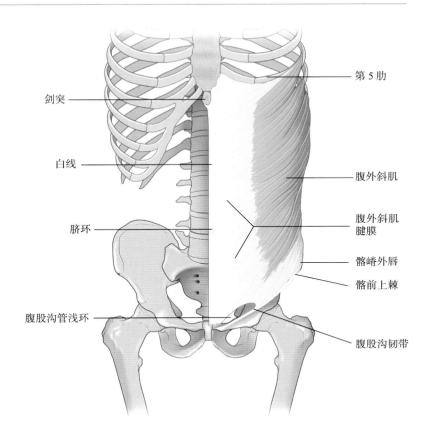

第 5 肋

剑突

白线

腹外斜肌

腹外斜肌腱膜

脐环

髂嵴外唇

髂前上棘

腹股沟管浅环

腹股沟韧带

图 2.18 腹外斜肌

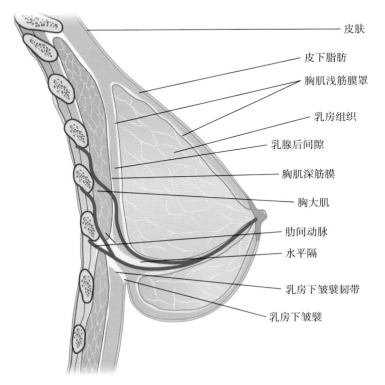

皮肤

皮下脂肪

胸肌浅筋膜罩

乳房组织

乳腺后间隙

胸肌深筋膜

胸大肌

肋间动脉

水平隔

乳房下皱襞韧带

乳房下皱襞

图 2.19 胸肌浅筋膜
和胸肌深筋膜

参考文献

1. Tebbetts JB. Augmentation mammoplasty. Mosby: Maryland Heights, Missouri, USA. 2010.
2. Agur AMR, Dalley AF. Grant's atlas of anatomy. Mosby: Maryland Heights, Missouri, USA. 2012.
3. Standring S. Gray's anatomy. 40th ed. Mosby: Maryland Heights, Missouri, USA. 2009.
4. Lee UY. Anatomy of breast, The fourth cadaver dissection course for breast surgery, August, 2013. Seoul: The Korean Society of Plastic and Reconstructive Surgeons.
5. Handel N. The double-bubble deformity: cause, prevention, and treatment. Plast Reconstr Surg. 2013;132(6):1434–1443.
6. Muntan CD, Sundine MJ, Rink RD, Acland RD. Inframammary fold: a histologic reappraisal. Plast Reconst Surg. 2000;105(2):549–556.
7. Bayati S, Seckel BR. Inframammary crease ligament. Plast Reconst Surg. 1995;95(3):501–508.

乳房假体

3

摘要

自 1961 年第一个硅胶假体问世以来，相继出现了各种类型的假体。早期的硅胶假体呈水滴形，硅凝胶填充，背面由涤纶补片固定，用光面假体制成柔软的表面。此后，商品化假体使用低黏度硅胶填充，光面外壳表面，质地更加柔软；但其包膜孪缩和外壳破裂的发生率升高了。因此，在 20 世纪 80 年代开始出售外壳更厚、高黏度硅胶填充的假体。早期的假体出现了许多问题，人们开始担心潜在风险，如全身性免疫疾病、结缔组织疾病和癌症。在 1992 年，美国食品药品监督管理局（Food and Drug Administration, FDA）决定禁止在隆乳术中使用硅凝胶填充的乳房假体，因为其安全问题仍不明确。后来，一些大公司，如 Mentor and Allergan 公司（前身为 McGhan and Inamed）公司，在 FDA 的监督下进行了一项长期的队列研究。基于这项研究，发现硅凝胶填充的假体与免疫性疾病、结缔组织疾病及癌症无关。与早期的假体相比，高黏度的硅胶假体和改良外壳的假体不会出现高比例的假体破裂或较高的包膜孪缩率。基于这一证据，FDA 于 2006 年批准在美国销售改良的交联硅凝胶填充的假体。2007 年，韩国食品药品监督管理局（Korea Food and Drug Administration, KFDA）也批准了假体在韩国的进口和销售。随着较高黏度的交联硅凝胶填充假体获得批准，硅凝胶填充假体使用频率迅速增加。术后患者，对触感的满意度也随之提高。由稳定、高交联的硅凝胶制成的形态稳定型第五代硅胶假体已被开发并出售；其质地相对较厚且偏硬，外壳较少出现凝胶的渗漏。第五代硅胶假体通常是毛面的，被制成圆形或解剖型。

2012 年，KFDA 和韩国食品药品安全部批准进口和销售形态稳定型硅胶假体，因此近年来形态稳定型假体在韩国的使用量增加（表 3.1）。

关键词

乳房硅胶假体·解剖型乳房假体·细毛面乳房假体·间变性大细胞淋巴瘤·Motiva 乳房假体·Bellagel 乳房假体

表 3.1 乳房假体的发展

代系	特点
第一代 （1962—1970）	厚，两片外壳 光面，有涤纶固定补片 解剖型（泪滴形） 黏性硅凝胶
第二代 （1970—1982）	薄，略微可渗透的外壳 光面（无涤纶补片） 圆形 低黏性硅凝胶
第三代 （1982—1992）	厚、结实、低渗漏的外壳 光面 圆形 更高黏性的硅凝胶
第四代 （1993—现今）	厚、结实、低渗漏的外壳 光面和毛面 圆形和解剖型 更高黏性（交联）的硅凝胶
第五代 （1993—现今）	厚、结实、低渗漏的外壳 光面和毛面 圆形和多种多样的解剖型 增强交联和形态稳定型硅凝胶

3.1 硅胶假体和盐水假体

无论使用哪种乳房假体，它们都不是完美的，假体也不是终生性的。每种假体都有优点和缺点；因此，医生应充分告知患者所建议使用的假体类型的优缺点，以便患者做出最终决定（表 3.2）。

盐水假体的缺点：可能会在假体边缘出现波纹（rippling）和皱褶（wrinkling），假体或阀门破裂会引发渗漏，触摸时可以感觉到假体，质地可能不是首选。但盐水假体也有优点，如假体由盐水填充，生理上是完全安全的；盐水注入假体的量可以控制；假体破裂后，取出相对容易，只需要做一个小切口；性价比较高 [1-3]。

硅胶假体的触感更光滑和自然。边缘不易出现波纹，形状也更自然。但硅胶假体注入的是非生理性溶液，对机体来说是异物。此外，硅胶假体内容物的容量无法调整，根据假体大小的不同，植入假体时需要做较大的切口。硅胶假体也更贵。

3.2 光面假体和毛面假体

根据 Spear 等的观点 [3]，乳腺下放置的光面假体（smooth implants）与毛面假体（textured implant）相比包膜挛缩发生率更高。虽然不同的研究结果略有不同，但多数研究表明，乳腺下放置毛面假体包膜挛缩发生率较低。在胸肌下植入光面假体和毛面假体，包膜挛缩率相似。综上，无论放置位置如何，毛面假体包膜挛缩的发生率相对较低 [4, 5]。

乳房的整体触感取决于光面假体和毛面假体内的填充溶液；因此，使用外壳不同的相同填充硅胶假体，触摸乳房时手感几乎没有区别。然而，毛面假体的外壳比光面假体的厚，因为毛面假体有额外的凸起，即在光面假体外壳顶部有纹理。因此，毛面假体出现波纹的风险很高，导致在乳房下皱襞和乳房外侧可看到或者摸到外壳的嵴。

不同假体制造商制造毛面假体外壳的工艺不同。脱盐技术（the salt-loss technique）是通过在假体外壳上粘贴盐晶和硅胶的混合物，然后溶解并去除盐，从而在假体外壳上形成带纹理的表面。印迹技术（the imprinting technique）是在假体外壳的外表面雕刻纹理图案，类似于邮票表面的雕刻。

表 3.2 不同假体并发症发生率的对比

并发症	使用 410 型高交联硅凝胶假体进行隆乳，历时 3 年（ $n = 492$ ）（%）	使用目前标准硅凝胶假体进行隆乳，历时 4 年（ $n = 455$ ）（%）	使用目前盐水假体进行隆乳，历时 3 年（ $n = 901$ ）（%）
再次手术	12.5	23.5	21.1
取出并更换假体	4.7	7.5	↑ 7.6（总共）↓
取出假体不再更换	0.7	2.3	
假体破裂 / 渗漏	0.7	2.7	5.0
包膜挛缩 Baker Ⅲ / Ⅳ 级	1.9	13.2	8.7

（ Plastic and Reconstructive Surgery. 120(7):40S–48S, December2007 ）

用脱盐技术制成的毛面假体外壳纹理更粗糙，它们能很好地附着在周围组织上，但可能会增加双包膜的风险。使用印迹技术制作的毛面假体可能不利于附着，因为其外壳纹理相对较小，这会减弱与周围组织的附着；但该技术降低了出现双包膜的风险[6]。

除了不同纹理的假体外，还有聚氨酯假体，其外壳覆盖有聚氨酯泡沫。对于这种假体制作方法一直存在争议，但最近这类假体重新受到关注[7]。

3.3 圆形假体和解剖型假体

圆形假体更柔软，已被广泛使用了较长时间，且性价比较高。但与其他假体相比，圆形假体更易导致上极饱满和出现波纹。此外，与形态稳定型解剖型假体相比，它们引起包膜挛缩和破裂的发生率更高。

解剖型假体能使乳房看起来更自然、更美观，且可用于充分扩张乳房下极的软组织，几乎没有出现上极皱褶的风险。它们还有包膜挛缩、破裂和波纹低风险的优点。但与其他假体相比，解剖型假体价格昂贵，手感偏硬，需要在手术过程中调整轴线，并且有术后发生旋转畸形的风险[8–10]。

解剖型假体的最佳受众是体形瘦，乳房小、乳头到乳房下皱襞距离短、乳房下垂及希望乳房外形看起来更自然的人群[11, 12]（图3.1 和图 3.2）。

3.4 细毛面假体

基于外壳表面纹理（texture）粗糙程度，假体分类如下：假体纹理大小大于 50μm的为粗毛面假体（macro-texturedimplants）；10~50μm 的为细毛面假体（micro-textured implants）；纹理大小小于 10μm 的为光面假体。

间变性大细胞淋巴瘤（anaptastic large-cell lymphoma，ALCL）的发生率随着毛面假体的使用在升高，FDA 和国际整形外科协会联合会（the International Confederation of Plastic Surgery Societies）提倡使用光面

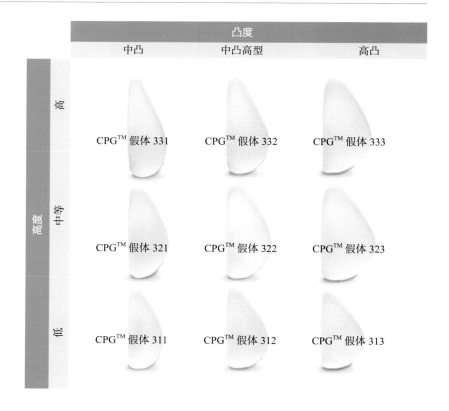

	凸度		
	中凸	中凸高型	高凸
高	CPG™ 假体 331	CPG™ 假体 332	CPG™ 假体 333
中等	CPG™ 假体 321	CPG™ 假体 322	CPG™ 假体 323
低	CPG™ 假体 311	CPG™ 假体 312	CPG™ 假体 313

图 3.1　曼托 CPG 高交联解剖型假体

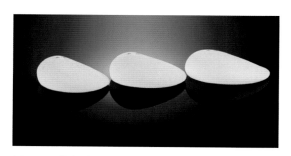

图 3.2　艾尔建 410 型形态稳定型解剖型假体

假体，以避免出现 ALCL。最近，纹理大小为 10~50μm 的细毛面假体已在一些市场销售，和粗毛面假体外壳相比，细毛面假体外壳相对较薄，因此质地更柔软。细毛面假体的外壳更加柔软，减少了波纹的发生，并且感觉上与光面假体相似。

细毛面假体和光面假体质地相似，但包膜腔内两种假体的活动有差别。在快速运动时，由于光面假体的摩擦力较小，假体有打滑的倾向，会出现假体快速活动的不自然外观。然而，由于细毛面假体来自外壳表面的摩擦力较大而活动缓慢，因此在运动时外观更自然。

Motiva 和 Bellagel 等制造细毛面假体的公司称，假体表面的细纹理（micro-texture）不会刺激成纤维细胞的活性，从而减少了包膜挛缩的可能；但需要投入更多的时间来研究这个课题（图 3.3 和图 3.4）。

截至 2018 年 9 月，未见使用细毛面假体发生 ALCL 的报道。因此，制造商声称细毛面假体不会导致 ALCL，但仍有必要进行深入研究。

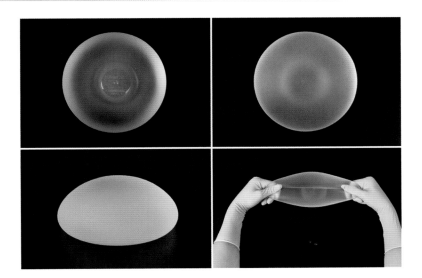

图 3.3　Bellagel 细毛面硅胶假体。该假体表面纹理大小是 40μm，纹理表面的粗糙程度是 2.44μm

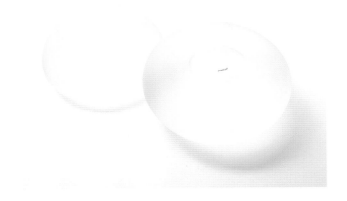

图 3.4　Motiva 细毛面硅胶假体。该假体表面纹理孔隙大小是 16μm，纹理表面的粗糙程度是 3.2μm

参考文献

1. Heden P, Bone B, Murphy DK, Slicton A, Walker PS. Style 410 cohesive silicone breast implants: safety and effectiveness at 5 to 9 years after implantation. Plast Reconstr Surg. 2006;118(6):1281–1287.

2. Burkhardt BR, Eades E. The effect of Biocell texturizing and povidone-iodine irrigation on capsule contracture around saline-inflatable breast implants. Plast Reconstr Surg. 1995;96(6):1317–1325.

3. Spear SL, Elmaraghy M, Hess C. Textured-surface saline-filled silicone breast implants for augmentation mammaplasty. Plast Reconstr Surg. 2000;105(4):1542–1552.

4. Lavine DM. Saline inflatable prostheses: 14 years experience. Aesthet Plast Surg. 1993;17(4):325–330.

5. Malata CM, Feldberg L, Coleman DJ, Foo IT, Sharpe DT. Textured or smooth implants for breast augmentation? Three year follow up of a prospective randomized controlled trial. Br J Plast Surg.

1997;50(2):99–105.

6. Maxwell GP, Gabriel A. The evolution of breast implants. Plast Reconstr Surg. 2014;134(1S):12S–17S.

7. Castel N, Soon-Sutton T, Deptula P, Flaherty A, Parsa FD. Polyurethane-coated breast implants revisited: a 30-year follow-up. Arch Plast Surg. 2015;42(2):186–193.

8. Heden P, Jembeck J, Hober M. Breast augmentation with anatomical cohesive-gel implants. Clin Plast Surg. 2001;28(3):531–552.

9. Sadove R. Cohesive gel naturally-shaped implants. Aesthet Surg J. 2003;23(1):63–64.

10. Heden P. Form stable shaped high cohesive gel implants. In Hall-Findlay EJ, Evans GR, editors. Aesthetic and reconstructive surgery of the breast. Saunders: Philadelphia, Pennsylvania, USA. 2010. p. 357–386.

11. Park J. Primary breast augmentation with anatomical form-stable implant. Arch Aesthetic Plast Surg. 2013;19(1):7–12.

12. Maxwell GP, Van Natta BW, Murphy DK, Slicton A, Bengston BP. Natrelle 410 form-stable silicone breast implants: core study results at 6 years. Aesthet Surg J. 2012;32(6):709–717.

内镜和设备

4

摘要

使用腋窝切口进行隆乳术，宜在内镜系统支持下直视进行手术。与其他领域的内镜使用相比，用于隆乳手术的内镜种类和技术进展方面相对有限。因此，用来进行手术的内镜选择有限。在将来，有必要改进内镜的镜子和内镜器械，这些发展将为隆乳术的进步做出重要贡献。

关键词

腋窝入路隆乳术·内镜隆乳术

医疗内镜是由目镜、摄像系统、光源和显示器组成。单极剥离器是一种常用的内镜手术器械。其他器械有内镜持针器、内镜剪、内镜镊和内镜剥离器（图 4.1）。

通过内镜方法进行乳房成形术，主要是经腋窝切口单通道进行的。一般来说，目镜按该标准配置。手术内镜使用很方便，它允许同时插入手术器械操作。此外，在市场上可以买到内镜与单极剥离器相结合的单个器械。通用的 10mm 内镜可用于手术且并发症较少（图 4.2 和图 4.3）。

内镜摄像系统是决定内镜图像质量最关键的仪器。许多公司，包括 Storz、Olympus、Stryker 和 Wolf，都有内镜摄像系统配套的仪器。近些年，高质量的高清摄像机已经问世，它通过提供优越和便捷的手术环境来改善用内镜辅助的手术效果。多数摄像机控制台的外部输出终端都有 DVI 或 HDMI 端口，因此可通过各种类型的显示器进行查看。

光源是重要的内镜设备。光源的亮度至关重要。使用的光源有卤素灯、氙灯和 LED 灯，这些光源以不同的方式发光。近年来，LED 光源因其热量产生最少并具有较长的使用寿命而备受欢迎（图 4.3）。

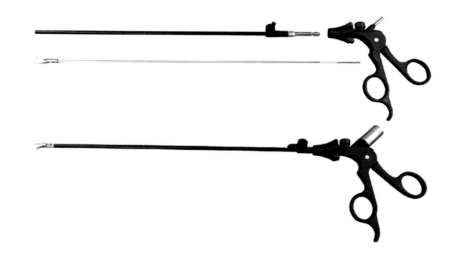

图 4.1　内镜器械

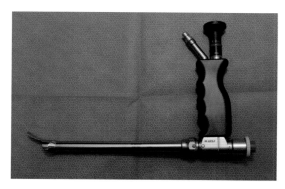

图 4.2　手术内镜（Wolf，德国）

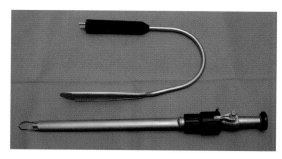

图 4.3　内镜与单极剥离器（Storz，德国）

　　最常用于内镜手术的器械是单极剥离器，外形大多相似。由于其自由活动的尖端和手持件是分离的，可根据医生的需要，使用和更换不同类型的尖端，所以用单极剥离器对应不同类型的切口很方便。

　　不同公司生产的器械，包括内镜剪、内镜镊、内镜剥离器，它们在功能和形状上有很多相似之处，不同制造商产品之间的差异很小。在沉底－脱出畸形的修复术中，用内镜持针器沿乳房下皱襞线进行包膜缝合。在这个过程中，先体外打结，然后用推结器推入。

　　如果将摄像机控制台通过外部终端连接到视频记录系统上，就可以记录内镜手术过程。多数内镜制造商制造和销售配有附加视频记录系统的摄像系统。因此，整个手术过程可以被完整地记录下来，这种录制设备可用于学术和教学等用途（图 4.4）。

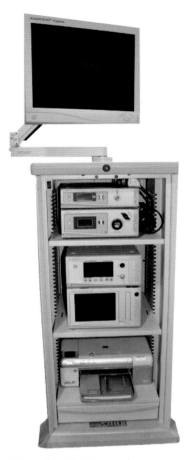

图 4.4 内镜摄像系统（Stryker）

术前设计

5

摘要

使用腋窝切口进行隆乳术，宜在内镜系统支持下直视手术。在借助内镜设备提高手术的术后效果的同时，精准的术前设计与隆乳的最终效果密不可分，本章详细讲述了作者做隆乳术术前设计的过程和步骤，以及注意事项和测量方法。

关键词

乳房假体宽度·Randquist 公式·最终乳房宽度

在制订隆乳手术计划时，乳房假体类型、大小和形状的选择至关重要。确定假体大小与形状时，患者的意愿是基础，最终的决定以胸前区的外形和宽度为基础。在选择假体的形状时，假体的宽度是通过衡量患者当前乳房和胸部的宽度及术后预期的乳房宽度变化来确定的。综合这些信息，确定假体的形状和大小。Spear 和 Hammond 的方法是根据手术后乳房的预期宽度来确定假体的宽度。一般来说，假体的宽度是由术后预期的乳房宽度减去内侧乳房软组织厚度和外侧乳房软组织厚度来确定。用夹捏测试法测量内侧软组织和外侧软组织的厚度。组织厚度是夹捏测试得到的每个测量值的一半[1]。

假体宽度 = 最终乳房宽度 −（内侧夹捏厚度 + 外侧夹捏厚度）/2

= 胸骨旁线至腋前线的曲线距离 − 外侧夹捏厚度 /2

≈ 乳房宽度的直线距离（Randquist 公式）

由于假体止于起始于胸骨旁线的外侧腔隙，因此假体的宽度应从胸骨旁线开始测量。一般情况下，术后乳房的外侧边位于腋前线。因此，计算假体外侧的放置位置时应该从腋前线减去外侧软组织的厚度。假体宽度的测量为胸骨旁线到腋前线的曲线距离，再减去外侧软组织的厚度（外侧夹捏厚度除以 2 ）。

瑞典的 Randquist 设计了一个简化公式，目的是找到一种更简单的方法来测量假体的宽度。该公式测量位于乳头水平的胸骨旁线到腋前线的直线距离。方法是患者保持站立位，在胸骨处放置直尺。腋前线的测量点通过直尺显示。

Randquist 将这个投影的直线距离简化为"假体宽度"，并将这个距离设定与实际假体宽度相同。Randquist 公式是一种简化的方法，在多数情况下应用便捷；但对于上半身很粗壮或很瘦的女性，结果可能不准确（图 5.1 和图 5.2 ）[2]。

确定假体宽度后，根据假体的宽度确定新乳房下皱襞（imframammary，IMF ）的位置，它是从乳头开始测量的。当做 IMF 切口时，必须确定新 IMF 的合适位置；但在腋窝入路或乳晕入路时，不需要在手术前确定新 IMF 的位置。例如，宽度为 12.0cm 的假体要求将从乳头最大程度拉伸处测量的新 IMF 降低至 8.5cm。根据此标准，随着假体宽度的增加，从乳头最大程度拉伸处测量的新 IMF 的距离也随之增加[2]。

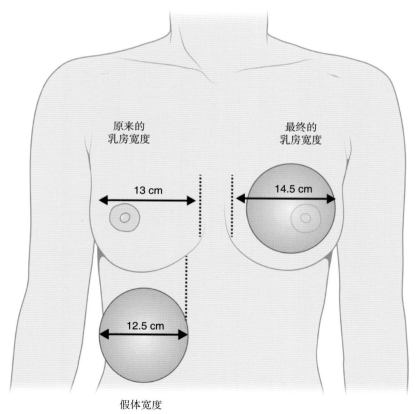

图 5.1 最终的乳房宽度与假体宽度之间的关系[1]

假体宽度

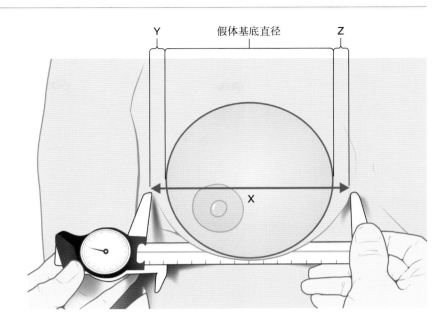

图 5.2 计算在乳房软组织结构下匹配最佳的假体的基底直径[1]

Hammond 提出了另一个类似的参考方法：当假体的大小为 225~250ml 时，位置应为 9.0cm；对于 275~300ml 的假体，位置应为 9.5cm；对于 325~350ml 的假体，位置应为 10.0cm。然而，这种方法需要修正，因为它的结果未必准确。

不需要根据手术方式改变设计。术前设计时患者取站立位，上半身赤裸。必须显露肚脐，以便更好地确定中线。首先从胸骨上切迹到胸骨中间画出正中线，然后平行于正中线画出与腋前线平行的乳头垂线，在距中线左右两侧 1.25~1.5cm 处画出胸骨旁线，从乳头到正中线画一条与中线垂直的水平线。当患者双手抱头站立时，画出腋中线，在腋前线和腋中线的中间再画一条垂线，以定位外侧剥离点。在双手抱头站立姿势下，从乳头到中线画一条水平线。此线和正中线相交点称为"Stockholm 点"，这是由瑞典的 Heden 提出的。

Hammond 提出的"Grand Rapids 点"是指患者取站立位时位于 Stockholm 点和乳头水平线与中线相交的点的中点位置。Grand Rapids 点的位置与隆乳术后新乳头的位置相近。

当患者双臂放在身体两侧站直时，标记现有的乳房下皱襞，设计并标记新乳房下皱襞的位置。有多种方法可以测量乳头和新乳房下皱襞之间的距离。作者设定了一个标准做法，用所选假体的宽度乘以系数 0.55。如果假体的宽度为 12.0cm，则新 IMF 的设计位置为患者取站立休息位时乳头下 6.6cm（12.0×0.55=6.6cm）。

如上所述，当假体宽度为 11.5cm 时，按 Randquist 公式设计的新 IMF 在从乳头最大程度拉伸处测量距离为 8.0cm 的位置。

当患者处于站立休息位时，将乳头向上拉伸，是 Randquist 公式的测量基础。在这个姿势下，乳头到新 IMF 的距离与患者双手抱头站立时测量的距离相似。此外，用左手拇指和示指抓住乳头并将其拉伸到最大程度时，乳头与新 IMF 之间的距离与假体植入术后乳头与新 IMF 之间的距离相似（图 5.3）。

为了确定上方的剥离范围，在上方画一条与乳头到新 IMF 距离长度相同的直线，平行于锁骨。乳头上方的剥离范围需要略宽于假体的直径，以保护假体通过腋窝切口植入的通道（表 5.1；图 5.4~ 图 5.9）。

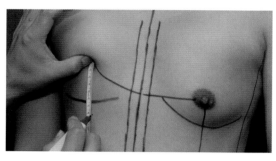

图 5.3 乳头最大限度拉伸。在 Randquist 的公式中，假体的宽度确定后，就可确定乳头和新乳房下皱襞之间的距离。通过最大程度地向上拉伸患者的乳头进行测量，设计新乳房下皱襞的位置

表 5.1 Randquist 公式。新乳房下皱襞（IMF）水平的位置是由假体宽度（IW）决定的。这些参考方法相对应的长度是在最大程度拉伸下测量的

在最大程度拉伸下的 IMF 切口位置参考	
IW = 11.0cm	7.5 ± 0.5cm
IW = 11.5cm	8.0 ± 0.5cm
IW = 12.0cm	8.5 ± 0.5cm
IW = 12.5cm	9.0 ± 0.5cm
IW = 13.0cm	9.5 ± 0.5cm
IW → 假体宽度	
−0.5cm = 皮肤松弛 + 0.5cm = 皮肤紧	
−0.5cm = 乳腺下 + 0.5cm ≥ 3cm 下垂	
−0.5cm ≥ 上极饱满 + 0.5cm ≥ 下极饱满	

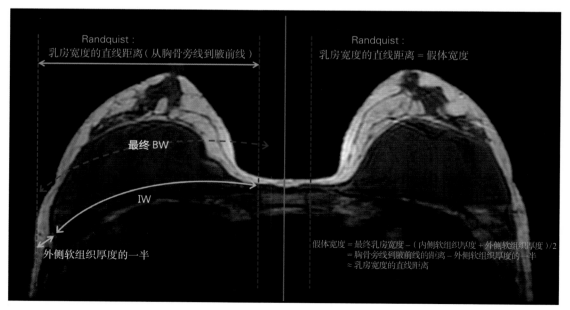

图 5.4 最终的乳房宽度与假体宽度之间的关系。如果患者是常见的胸部结构，使用 Randquist 公式确定的假体宽度与实际假体宽度相似（BW，乳房宽度；IW，假体宽度）

图 5.5 新乳房下皱襞的设计：患者取站立姿势，双手举过头顶时乳头与新乳房下皱襞之间的距离与 Randquist 公式中最大限度的拉伸距离相似

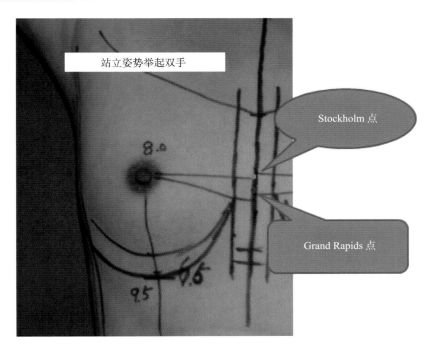

图 5.6 假体隆乳的增强磁共振成像。假体成像位于假体与假体到乳头距离为 5 : 5 时可以呈现出良好的术后形态

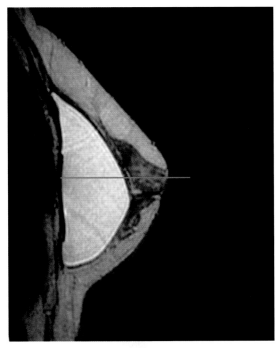

图 5.7 最大限度完全拉伸。用拇指和示指抓住乳头，向上方尽可能地拉到最大程度。这种拉伸与假体植入后的皮肤拉伸相似。这一点到新乳房下皱襞的距离与手术台上把假体植入患者体内后乳头和新乳房下皱襞之间的距离相近

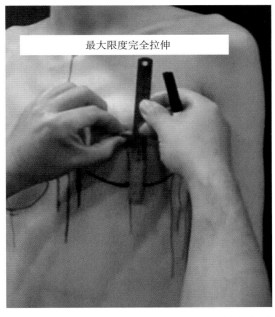

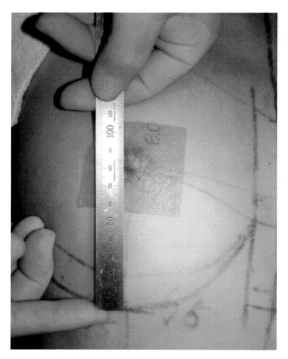 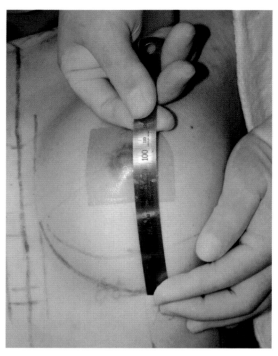

图5.8 仰卧位、手臂外展时，从乳头到新乳房下皱襞的距离；仰卧在手术台上测得的距离与Randquist公式中最大程度的拉伸距离相近

图5.9 植入后。手术台上植入假体后，乳头与新的乳房下皱襞之间的距离与最大程度完全拉伸时测量的距离相近

当使用解剖型假体时，剥离的宽度需要设计成"恰好匹配"假体的宽度。根据设计在手术过程中进行剥离。对于圆形毛面假体，剥离范围是使假体与其保持匹配。使用圆形光面假体时，剥离的宽度需要设计成比假体宽度宽一指的额外腔隙，按照设计进行实际手术剥离。剥离并植入假体后，将中指插入假体外侧缘，检查额外腔隙的范围（图5.10）。

根据设计，术中剥离计划如下：内侧剥离至胸骨旁线；下方剥离至新乳房下皱襞线；外侧剥离至腋前线；上方剥离至与锁骨平行的线。

腋窝切口线设计在腋窝上部附近的皮肤皱褶上，在两条皱褶之间凸起的皮肤上，而不是在与皱褶并行的凹陷里。作者设计的切口线在乳房侧约1cm处。

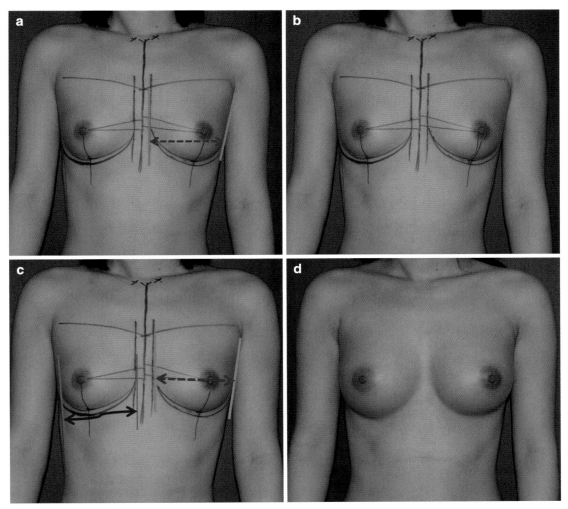

图 5.10 （a）Randquist 提到的乳房宽度是在乳头水平从胸骨旁线至腋前线的直线距离，假体的宽度相当于乳房的宽度。（b）假体的宽度确定后，最大程度地向上拉伸患者的乳头，来确定新乳房下皱襞的位置。当患者的双手举过头顶时，乳头与新乳房下皱襞之间的距离和乳头与最大程度拉伸下新乳房下皱襞之间的距离相近。（c）左边的红线（前面观，从胸骨旁线至腋前线之间的直线距离）可以设定为假体宽度。假体的宽度也可以通过右侧蓝线的距离（从胸骨旁线到腋前线的曲线距离）减去腋前线处的皮肤厚度（外侧夹捏厚度除以 2）来确定。（d）隆乳术后照片（患者信息：女，27 岁，身高 161cm，体重 45kg；假体大小为 250ml，中凸高型，假体宽度为 11.3cm）

参考文献

1. Hammond DC. Atlas of aesthetic breast. Saunders: Philadelphia, Pennsylvania, USA. 2009. p. 51–63.
2. Randquist C, Gribbe O. Form stable shaped high cohesive gel implants. In Hall-Findlay EJ, Evans GR, editors. Aesthetic and reconstructive surgery of the breast. Saunders: Philadelphia, Pennsylvania, USA. 2010. p 339–355.

腋路内镜隆乳术过程

6

摘要

　　做术前设计旨在提高准确性，通过腋窝入路可以调整新乳房下皱襞水平。因此在设计新乳房下皱襞有困难时，术中可以使用假体模型来确定新乳房下皱襞的位置。术前无菌准备是重要的，手术的无菌操作也同样至关重要。术中细致的电凝止血是预防术后出血的关键。植入假体后，再次检查乳房外形及新乳房下皱襞、腔隙内是否有出血，最后进行皮肤缝合。强调术中尽量减少出血和无菌操作至关重要。

关键词

　　经腋窝切口隆乳术·内镜隆乳术·Adams 溶液·三联抗生素溶液·乳头罩·内镜肌肉下剥离·Keller 漏斗

　　1973 年，德国外科医生 Hoehler 首次发表了经腋窝切口隆乳术的文章，Munjae Cho 和他的同事在 1977 年发表了关于腋窝入路隆乳的病例报告 [1, 2]。随后腋窝入路技术在韩国得到了进一步的改良，成为隆乳术中应用最广泛的方法。

　　经腋窝切口隆乳术被认为更适合亚洲人，亚洲人的乳房较小，皮肤相对紧致，体型较瘦。因此，腋窝切口在韩国和日本被广泛使用。

　　早期使用的方法是盲视下钝性剥离技术。但该方法增加了血肿的发生，而且很难精确剥离获得准确的腔隙。为了解决这些问题，Ho 和 Price 等引入了腋路内镜隆乳术 [3-5]。

　　20 世纪 90 年代末，韩国开始进行腋路内镜隆乳术，2000 年以来，进行腋路内镜隆乳术的医生数量有所增加 [6, 7]。内镜有助于精确地剥离，并通过细致的止血形成干的腔穴，从而获得良好的效果。除了以上诸多优点外，腋路内镜隆乳术也是一种能极好隐藏手术瘢痕，使其远离乳房的方法。最近，作者发明了一种手术方法，即用腋路内镜剥离 Ⅱ 型和 Ⅲ 型双平面腔穴 [8, 9]。经腋窝切口使用内镜的方法对于因错位、双泡畸形、包膜挛缩和并乳等并发症而需要再次手术的患者也很有用。因此，腋路内镜隆乳术在隆乳术的各个方面都是有效的方法。

6.1 术前准备

在术前咨询时，应对患者的健康状况进行详细的问诊，包括对现病史、既往史、手术史的全面评估。术前应进行血液检查，以详细评估患者的健康状况。术前 1 周应停止使用激素类药物如避孕药和营养补充剂（如 Ω-3 脂肪酸）。医生必须询问并知晓患者当前定期服用的药物。如果患者在手术前告知需要继续服药，外科医生应与患者的内科医生进行充分沟通，以决定是否进行手术或停止用药（图 6.1）。

手术在全身麻醉下进行。当患者全身麻醉后，取平卧位，双上肢外展，用 Betadine 溶液进行消毒，消毒范围从颈部以下到手臂关节和脐下方。作者最常使用 Adams 溶液。Adams 溶液是用于手术的，可通过经常清洁手术部位来减少污染[10]。给患者消毒后，铺无菌巾。调整手术台以允许通过活动患者的肩关节来改变手臂的上下位置。

乳头应用 Tegaderm 乳头罩覆盖，预防分泌物通过乳头漏出而感染术区。

在手术开始前，再次检查设计。如果设计线被擦除，应用记号笔重新标记。如果左右乳房大小不同，双侧差异需要记录在皮肤上。此外，患者仰卧于手术台上时，术前应再次检查预先设计的腋窝切口，并标出切口线。切口线的长度由假体的大小决定：假体大小为 250ml 时，切口线长度约为 4cm；假体大小为 300ml 时，切口线长度约为 4.5cm。如果患者的皮肤比较紧绷，没有弹性，就额外增加 0.5cm。

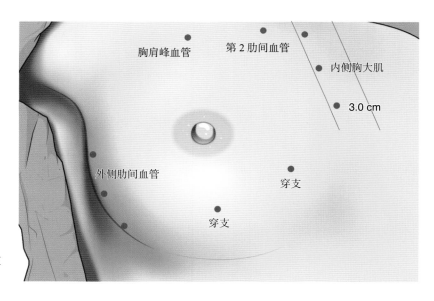

图 6.1　剥离胸肌下腔穴时，应注意的血管位置

在乳房外侧进行肋间神经阻滞，通常位置是第3~5外侧肋间神经，在术中辅助全身麻醉并减轻术后疼痛。在术中，将60~80ml的肿胀液注射到每侧的剥离区进行水分离。注射有助于水分离、减轻疼痛，以及预防术中出血。

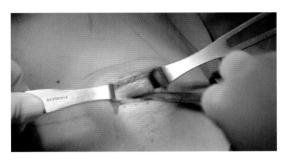

图6.2　腋窝切口剥离至胸大肌筋膜

6.2　手术过程

在多数情况下，进行经腋窝胸肌下入路（通过肌肉下剥离植入假体）手术。腺体下入路也有使用，但较少。

术中将肿胀液注入剥离部位后，沿预先设计的腋窝切口线切开，使用双极电凝止血。用Metzenbaum剪从切口朝向胸大肌剥离，直到看到腋窝附近的胸大肌。剥离必须在皮下脂肪层进行，平行于皮肤剥离，深度为皮肤下0.5~1.0cm。必须注意不要向下朝腋窝深部的方向剥离。在从腋窝切口到胸大肌的剥离过程中，胸腹壁静脉可能被破坏，用电凝止血后继续剥离（图6.2和图6.3）。

当看到胸大肌时，用Metzenbaum剪在胸大肌周围的胸大肌筋膜上做切口，继续朝下方胸大肌剥离。当朝下方胸大肌剥离时，胸小肌外侧通常容易与胸大肌外侧区分。但在少数情况下，胸小肌外侧与胸大肌外侧靠得很近，难以区分被筋膜包绕的这些结构。

因此，当试图在胸大肌下剥离时，可能

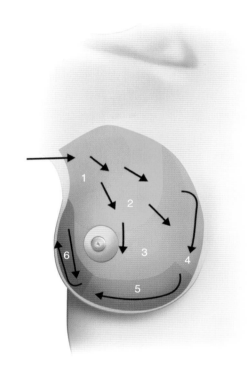

图6.3　腋窝入路腔隙剥离顺序

会出现在胸小肌下进行剥离的情况。因此，当接近这个位置时，术者必须反复确认位置在胸大肌下。

此外，检查胸小肌的位置至关重要，通过将手指插入剥离腔隙，确认在胸大肌下可触及胸小肌；它的位置也可以通过直视观察或用内镜检查确认。

在建立胸大肌下的入口后，插入内镜，进行内镜下剥离。一般而言，在进行内镜下剥离时，从内侧向外侧进行扇形剥离更容易。在乳头的上方，胸小肌应该在剥离层次的下方，胸大肌在剥离层次的上方。在内侧的胸骨旁线、新乳房下皱襞线和外侧的腋前线处较易剥离。当超过乳头在胸大肌起点做切开时，由于切开部位有较粗的动脉，剥离时必须用电凝（图6.4和图6.5）。

必须缓慢小心地剥离腔穴的内侧、外侧和下侧。应从内侧向外侧进行剥离。在内侧的胸骨旁线剥离时，剥离方向从上向下，尽量不要损伤内侧的肋间动脉。剥离时术者应警惕内上方第2肋间血管损伤引起的出血。在胸大肌羽状起点处切开是安全的，但注意不要切到起自胸骨的胸大肌的主体。将胸大肌从新乳房下皱襞位置的起点处从内侧到外侧完全分离。胸大肌的起点是用电凝切开和分离的，小心不要将肌肉表层的胸肌深筋膜浅层切开。胸肌浅筋膜比胸肌深筋膜浅层更靠近表层，也不应切开。在外侧腔穴剥离过程中，应注意不要损伤负责乳头感觉的第4外侧肋间神经。在某些情况下，损伤是不可避免的，特别是在植入大的假体时。在这种情况下，术前向患者充分解释感觉神经的变化是很重要的（图6.6~图6.10）。

完成假体的腔隙剥离后，应再次用内镜检查腔隙部位是否有出血。有时，在胸骨旁线或新乳房下皱襞线处可能有一条小动脉搏动。在这种情况下，用铲形电凝剥离器可以轻松地进行止血。然后，用Dingman乳房剥离器结合皮肤上的设计线反复核对剥离的腔隙。在手术过程中，腋窝切口线区域应定期用Adams溶液清洁并消毒，外科医生的

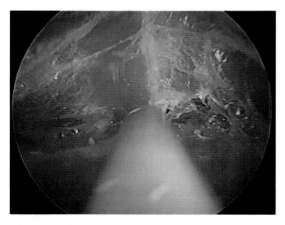

图6.4 内镜下2区的肌肉下剥离

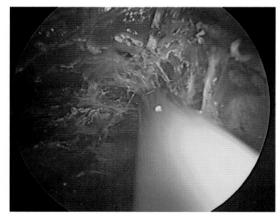

图6.5 内镜下3区的肌肉下剥离

双手也应用浸过酒精的棉球消毒，以避免污染术区。

植入与计划假体相似的模型并充注到设

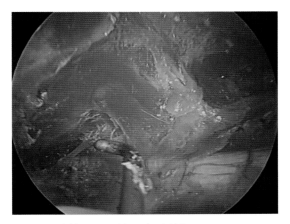

图 6.6 内镜下 4 区的肌肉下剥离

计大小。模型充注后，应再次检查乳房外形及剥离腔隙。模型保持充注状态，对另一侧乳房进行同样的处理。

对侧乳房剥离完成后，同样植入一个模型。然后检查剥离的界限、扩张乳房的外形、双乳的大小和对称性。如果乳房大小不同，可以通过调整模型调整到合适的大小。

取出植入的模型，用 Adams 溶液对切口入口和整个乳房区进行消毒。然后用 Adams 溶液清洗剥离区。在植入假体之前，外科医生应更换医用手套进行假体植入操作。植入假体时，外科医生应该用左手覆盖并抓住假体，然后用右手示指逆时针旋转

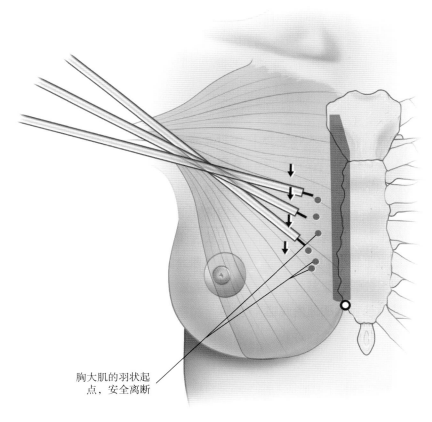

胸大肌起点的主体（内侧）

禁止离断，部分离断也不可以

胸大肌的羽状起点，安全离断

图 6.7 仔细从胸大肌的胸骨起点剥离胸大肌的主体

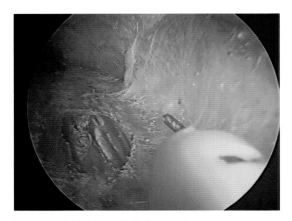

图 6.8　内镜下 5 区的肌肉下剥离

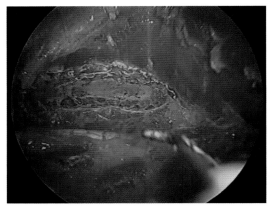

图 6.10　内镜下 6 区的肌肉下剥离

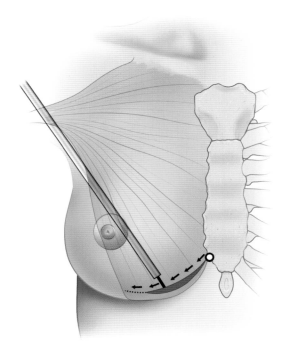

图 6.9　内镜下 5 区的肌肉下剥离

移动假体，以便于植入。使用 Keller 漏斗可容易地植入假体，该漏斗可协助植入过程，能最大程度减少皮肤和假体的接触，从而降低感染风险（图 6.11）[11]。

　　植入假体的过程中可使用未稀释的

betadine、土霉素眼膏或低分子量透明质酸进行润滑。

　　在将假体植入设计的腔隙内时，外科医生应检查新乳房下皱襞和乳房的大小。如果乳房下皱襞不对称，假体仍保持在腔隙内，插入内镜，在胸大肌起点和胸大肌筋膜之间做进一步剥离。事实上，即使在假体植入后，也可以在术中调整乳房下皱襞，这是经腋窝切口隆乳术的主要优点。因此，经腋窝切口入路的术前乳房下皱襞设计过程比使用乳房下皱襞切口入路更容易。使用水滴形假体时，应根据术前设计将假体固定在合适的位置[12, 13]。然后，操控假体轴线，将其植入正确的位置，同时保持假体的形状。与圆形假体相比，水滴形假体可旋转；因此，在手术过程中，创建一个与假体大小相适应的腔隙至关重要，同时要进行恰当止血形成一个干燥腔穴。植入水滴形假体后，通过触摸假体底部的定位标记，可以找到精确的假体轴线（图 6.12）。

　　假体植入后，术者必须检查切口线以下

是否有出血，如有出血，应仔细止血。在止血之后，缝合切口之前，外科医生也应该检查是否有其他出血。在这个过程中，如果患者年龄较大或有出血倾向，或彻底止血后仍有微出血，则需放置引流管，为术后处理出血做好准备。如果在手术过程中没有出血，并且通过电凝彻底止血，术后血肿的风险会很低，甚至不需要引流管。

用 4-0 PDS 线缝合皮下，缝合皮肤用 6-0 尼龙线、皮肤黏合剂或无菌胶带。

术后用弹力绷带对乳房周围及腋窝切口加压包扎。另外，穿着医用加压胸罩对整个手术部位施加轻微的压力并在乳房上部缠上加压绷带（图 6.13 和图 6.14）。

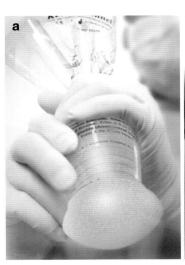
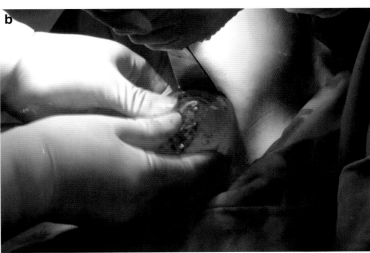

图 6.11 （a）Keller 漏斗 2；（b）用 Keller 漏斗 2 植入假体

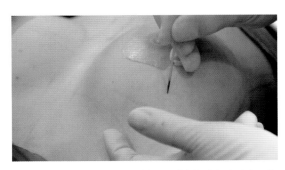
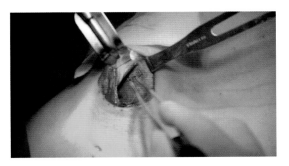

图 6.12 植入解剖型假体后，做定位标记用于控制假体轴线。植入水滴形假体后，调整假体方向，通过触摸假体底部的定位标记并在皮肤上做标记，即可容易地确定假体方向

图 6.13 缝合皮肤前进行细致止血，假体植入后检查出血和细致止血很重要。此外，较深区域出血可能导致血液流向腋窝，也需要检查

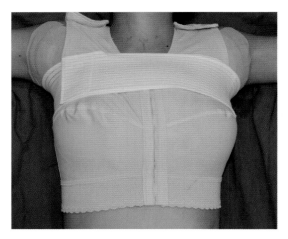

图 6.14　术后穿弹力胸罩和弹力绷带

6.3　术后护理

　　术后第 4 或第 5 天去除皮肤缝合线和加压敷料。如果使用无菌胶带（Steri-Strip）代替皮肤缝合，应将无菌胶带保留至术后 7 天以减少切口瘢痕。当植入光面假体时，应

在术后第 7 天进行轻柔按摩；但毛面和水滴形假体不应进行按摩。术后 3 周内最好限制运动。Heden 建议应在术后 3 个月内避免剧烈运动，因为手术 3 周后组织仍继续长入假体表面，将假体固定至周围组织。

　　圆形假体术后 3 周内需要在乳房上部使用加压绷带，而水滴形假体术后 6 周内需要在乳房上部使用加压绷带。患者应在术后 6 个月内戴运动胸罩，并在术后 9 个月内过渡到正常的无钢圈胸罩。即使是 9 个月以后，也应该避免戴带钢圈的胸罩，因为它们可能会把假体推向一侧。因为胸罩会推挤假体，术后早期佩戴带钢圈胸罩可导致假体向内上方错位。

　　Randquist 提出了一种术后拉伸的方法，即患者的手臂在背后轻轻移动。这种方法手动拉伸胸大肌，能预防水滴形假体旋转（图 6.15~ 图 6.21）。

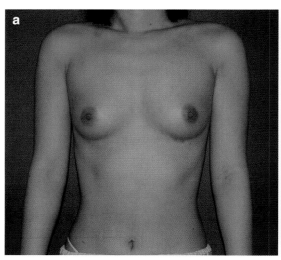

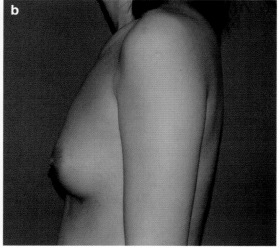

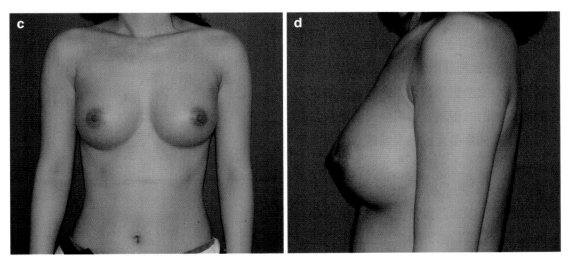

图 6.15　（a,b）一位准备隆乳的 27 岁女性的术前外观，身高 161cm，体重 45kg；（c, d）在胸肌下平面放置 250ml 中凸高型毛面圆形假体术后 4 个月的效果

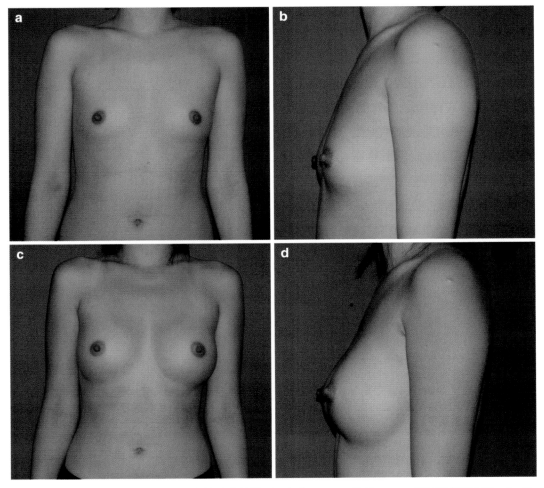

图 6.16　（a,b）一位准备隆乳的 25 岁女性的术前外观，身高 161cm，体重 47kg，两侧乳房不对称；（c,d）在胸肌下平面放置 250ml 中凸高型毛面圆形假体术后 6 个月的效果

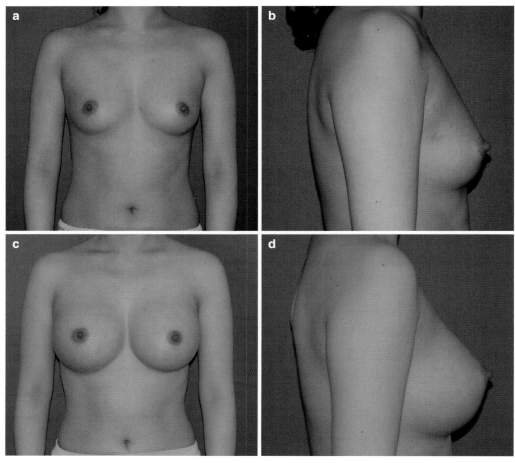

图6.17 （a,b）一位准备隆乳的27岁女性的术前外观，身高160cm，体重50kg；（c,d）在胸肌下平面放置350ml高凸光面圆形假体术后13个月的效果

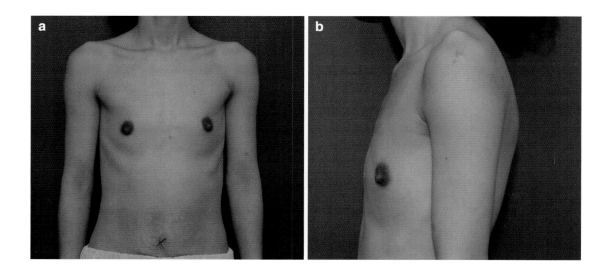

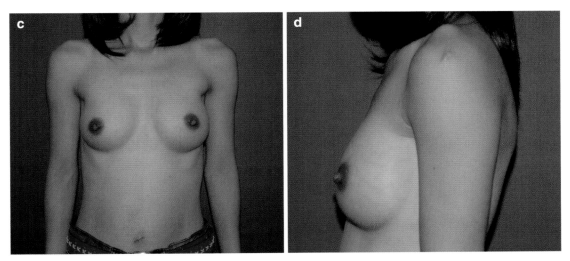

图 6.18 （a, b）一位准备隆乳的 38 岁女性的术前外观，身高 159cm，体重 38kg；（c, d）在胸肌下平面放置 245ml 中凸形态稳定型解剖型假体（MM245）术后 6 个月的效果

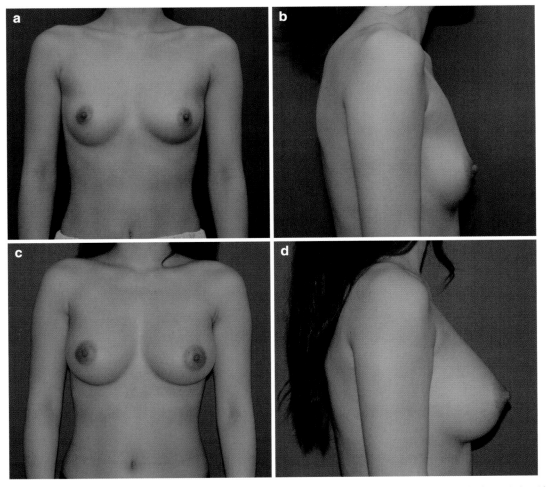

图 6.19 （a,b）一位准备隆乳的 27 岁女性的术前外观，身高 162cm，体重 47kg；（c,d）在胸肌下平面放置 295ml 中凸形态稳定型解剖型假体（322–295）术后 8 个月的效果

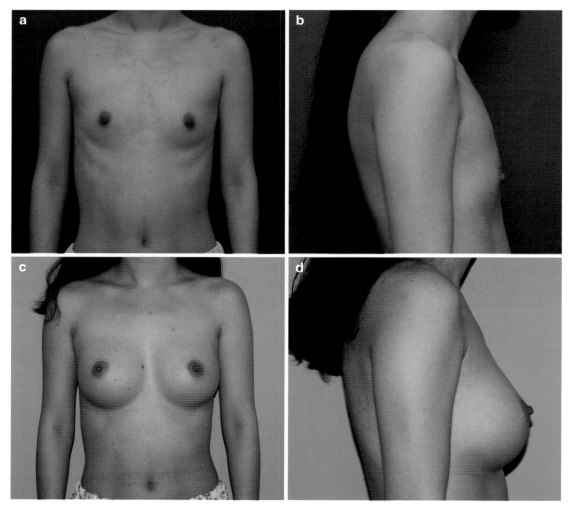

图 6.20 （a,b）一位准备隆乳的 28 岁女性的术前外观，身高 160cm，体重 45kg；（c, d）在胸肌下平面放置 320ml 高凸形态稳定型解剖型假体（320HI）术后 6 个月的效果

图 6.21 （a~c）一位准备隆乳的 24 岁女性的术前外观，身高 161cm，体重 41kg，漏斗胸矫治术的钢板矫正漏斗胸的手术史；（d~f）在胸肌下平面放置形态稳定型解剖型假体（右侧，333–250；左侧，331–125）术后 8 个月的效果

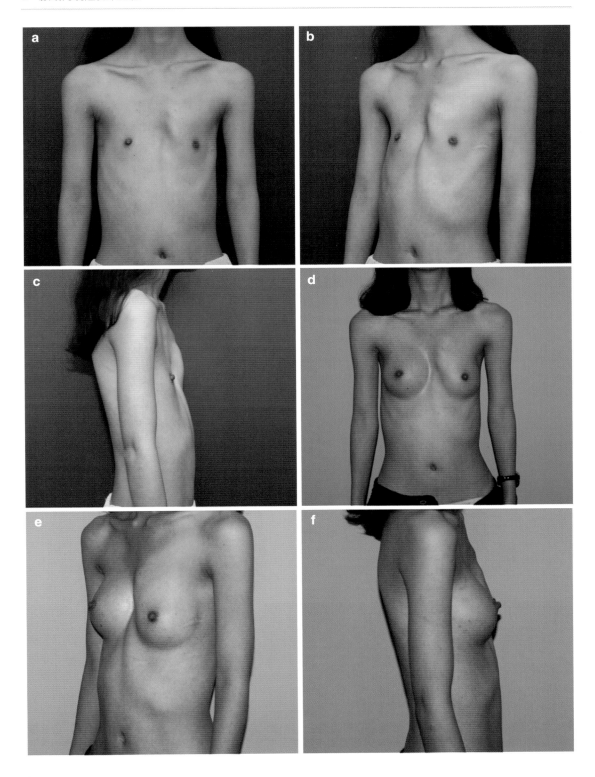

参考文献

1. Hoelher H. Breast augmentation: the axillary approach. Br J Plast Surg. 1973;26(4):373–376.

2. Cho MJ, Ham KS, Lim P. Augmentation mammoplasty by the transaxillary approach. Arch Plast Surg. 1977;4(1):7–10.

3. Ho LC. Endoscopic assisted transaxillary augmentation mammaplasty. Br J Plast Surg. 1993; 46(4): 332–336.

4. Price CI, Eaves FF III, Nahai F, Jones G, Bostwick J III. Endoscopic transaxillary subpectoral breast augmentation. Plast Reconstr Surg. 1994;94(5):612–619.

5. Tebbetts JB. Transaxillary subpectoral augmentation mammoplasty: long-term follow-up and refinements. Plast Reconst Surg. 1984;74(5):636–649.

6. Park WJ. Endoscopic assisted transaxillary subpectoral augmentation mammaplasty. Arch Plast Surg. 1997;24(1):133–139.

7. Sim HB, Wie HG, Hong YG. Endoscopic transaxillary dual plane breast augmentation. Arch Plast Surg. 2008;35(5):545–552.

8. Tebbetts JB. Dual plane breast augmentation: Optimizing implant-soft-tissue relationships in a wide range of breast types. Plast Reconstr Surg. 2001;107(5):1255–1272.

9. Lee SH, Yoon WJ. Axillary endoscopic subglandular tunneling approach for types 2 and 3 dual plane breast augmentation. Aesthet Plast Surg. 2014;38(3):521–527.

10. Adams WP Jr, Rios JL, Smith SJ. Enhancing patient outcomes in aesthetic and reconstructive breast surgery using triple antibiotic breast irrigation: six-year prospective clinical study. Plast Reconstr Surg. 2006;118(7S):46S–52S.

11. Moyer HR, Ghazi B, Losken A. Sterility in breast implant placement: the Keller Funnel and the "no touch" technique. Plast Reconstr Surg. 2011; 128(4S):9S.

12. Heden P. Form stable shaped high cohesive gel implants. In Hall-Findlay EJ, and Evans GR, editors. Aesthetic and reconstructive surgery of the breast. Saunders. 2010; 357–386.

13. Park J. Primary breast augmentation with anatomical form-stable implant. Arch Aesthetic Plast Surg. 2013;19(1):7–12.

腋路内镜下形成 II 型和 III 型双平面的手术方法

7

摘要

经腋窝内镜下腺体下隧道入路（the axillary endoscopic subglandular tunneling approach，AESTA）是通过腋窝切口使用内镜进行 II 型和 III 型双平面隆乳术的基本技术。主要方法是将位于胸大肌前面的乳房实质从胸大肌分离。为了在乳房下极进行乳房实质 - 肌肉分离，在胸肌上腔隙创建从腋窝到乳头水平的 2cm 宽隧道，通过隧道插入内镜，将乳房实质与肌肉分离。这个方法在技术上比较困难，但是对于那些不想采用乳房下皱襞切口的患者来说是一种合适的方法。

关键词

双平面隆乳术·腋窝入路 II 型和 III 型双平面·经腋窝内镜下腺体下隧道入路

Tebbetts 于 2001 年在《整形重建》（*Plastic and Reconstructive Surgery*）杂志上提出了双平面隆乳术的概念。双平面隆乳术最大限度地减少了乳腺后和部分胸大肌后植入物的缺点。该手术通过调整胸大肌和乳腺相对于假体的位置来改善假体与软组织之间的关系。它还有助于矫正乳房实质动度较大、腺体下垂和乳房下极狭窄，并在乳房上极提供胸大肌软组织覆盖。双平面隆乳对隆乳术领域来说是一个极大的改进，被认为是自 1962 年创新性地采用假体进行隆乳术以来最重要的进展[1]。

2001 年 Tebbetts 指出，"腋窝切口入路使用内镜便于实施 I 型双平面手术，但形成 II 型和 III 型双平面是不切实际的"，他认为使用内镜通过腋窝切口形成 II 型和 III 型双平面是不可能的。作者在 2011 年韩国整形重建外科学会会议上提出了"经腋窝内镜下腺体后隧道入路形成 II 型和 III 型双平面隆乳术"，这表明使用经腋窝切口内镜入路也可以形成 II 型和 III 型双平面。相应的论文发表在 2014 年《胸部整形外科》（*Aesthetic Plastic Surgery*）[2]。

AESTA 是通过腋窝切口使用内镜进行 Ⅱ型和Ⅲ型双平面隆乳术的基本技术。主要方法是将位于胸大肌前面的乳房实质从胸大肌分离。为了在乳房下极进行乳房实质 – 肌肉分离，在胸肌上腔隙创建从腋窝到乳头水平的 2cm 宽的隧道，通过隧道插入内镜，将乳房实质与肌肉分离。

7.1　手术设计

术前设计与常规隆乳术相似；选择并标记新的乳房下皱襞，触诊确定胸大肌外侧缘，在这个位置设计 A 线；B 线设计在预期的乳腺 – 肌肉（parenchyma-muscle，P-M）交界面分离的上限；然后在 B 线内侧设计 C 线和 D 线形成一个 2cm 宽隧道（图 7.1 和图 7.2）。

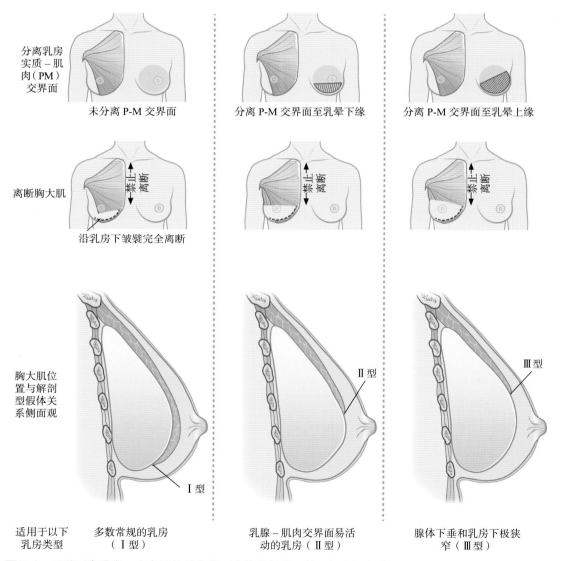

分离乳房实质 – 肌肉（PM）交界面

未分离 P-M 交界面　　　分离 P-M 交界面至乳晕下缘　　　分离 P-M 交界面至乳晕上缘

离断胸大肌

沿乳房下皱襞完全离断

胸大肌位置与解剖型假体关系侧面观

Ⅱ型

Ⅲ型

Ⅰ型

适用于以下乳房类型　　　多数常规的乳房（Ⅰ型）　　　乳腺 – 肌肉交界面易活动的乳房（Ⅱ型）　　　腺体下垂和乳房下极狭窄（Ⅲ型）

图 7.1　双平面隆乳术：在广泛的乳房类型中优化假体 – 软组织之间的关系（John B. Tebbetts, M.D. *Plast Reconstr Surg.* 107: 1255,2001）

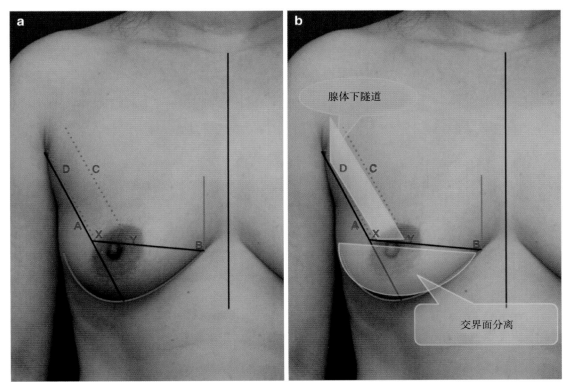

图 7.2 内镜下双平面隆乳术的术前设计。(a) 标记胸大肌外侧缘 (A 线), 并确定需剥离的乳腺 – 肌肉 (P-M) 交界面 (B 线), 使肌肉向上移动, 靠近 A 线, 设计 C 线和 D 线, 相距宽度为 2cm, 为腺体下隧道; (b) 术中腺体下隧道和分离 P-M 的位置

7.2 手术方法

　　术前准备、消毒、铺巾过程与常规隆乳术相似。在肌肉下层和外侧的前锯肌浅层注射肿胀液。隧道和乳房下极的肌肉上层也要注射。手术通过腋窝切口进行。与腺体下隆乳术一样, 使用内镜剥离腺体下隧道。乳腺下隧道剥离到达乳头时, 外科医生检查预先设计的 B 线, 分离乳房下极的乳腺 – 肌肉交界面, 并按设计剥离到新的乳房下皱襞水平。

　　然后, 使用相同的剥离方法进行腋路内镜下肌肉下隆乳术, 在腋窝进行肌肉下剥

离。当剥离接近新的乳房下皱襞水平时, 分离胸大肌的肋骨起点。胸大肌的游离端自然上移, 形成 Ⅱ 型和 Ⅲ 型双平面的腔隙。如前所述的 Ⅱ 型和 Ⅲ 型双平面方法, Ⅱ 型和 Ⅲ 型双平面的平面是通过 B 线的选择位置来确定的 (图 7.3)。

　　然后植入乳房假体, 缝合切口线, 术后使用加压胸罩。此过程与常规的腋路内镜下肌肉下隆乳术类似。然而, 在剥离后植入假体之前应细致止血, 因为剥离范围比之前讨论的腋路内镜下腺体下隆乳术更广 (图 7.4~图 7.12)。

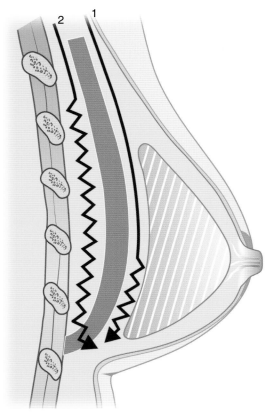

图 7.3　隧道技术，侧面观。（1）在腋窝肌肉处创建腺体下隧道，隧道向下剥离至乳头附近水平。然后按照双平面分离乳房下极区域乳腺 – 肌肉交界面；（2）胸大肌的肋骨起点是通过肌肉下剥离切断的，切断的胸大肌自然上移，形成Ⅱ型或Ⅲ型双平面的腔隙

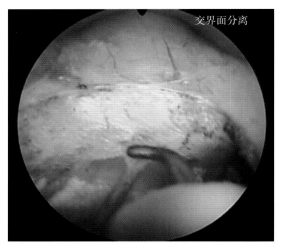

图 7.5　分离乳腺 – 肌肉交界面，剥离乳房下极肌肉浅层腔隙

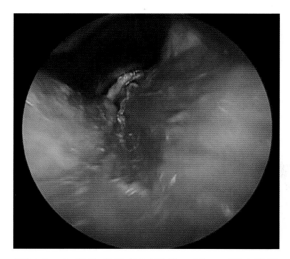

图 7.4　左侧乳房腺体下隧道；图 7.2 所述的设计，在 C 线和 D 线区域下形成隧道

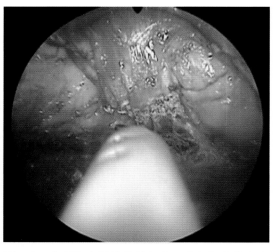

图 7.6　离断胸大肌的肋骨起点。进行标准的肌肉下剥离，在乳房下皱襞附近切断胸大肌的肋骨起点。切断的肌肉自然地收缩上移，形成Ⅱ型或Ⅲ型双平面的腔隙

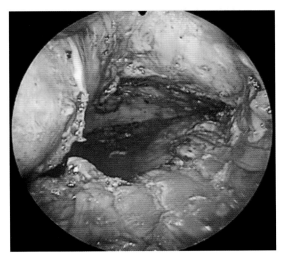 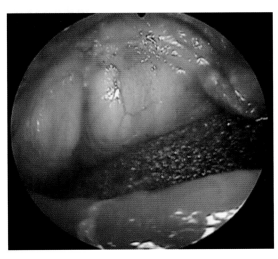

图7.7 腋窝入路切断胸大肌肋骨起点后从腺体下隧道观察；胸大肌的切缘上移，形成Ⅱ型或Ⅲ型双平面腔隙

图7.8 腋窝入路从腺体下隧道观察

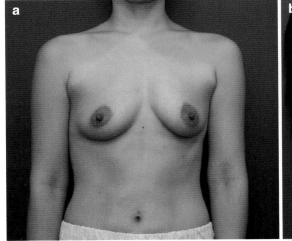 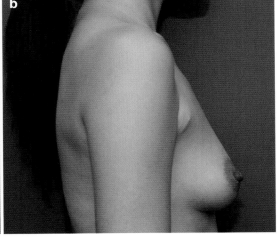

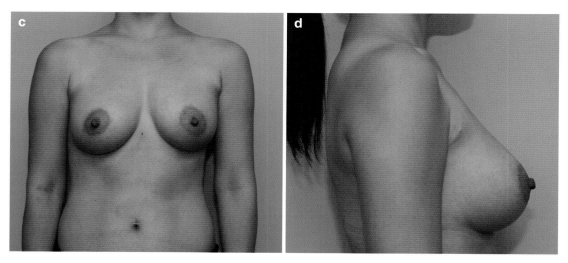

图 7.9 （a，b）一位准备隆乳的 35 岁女性的术前外观，身高 170cm，体重 56kg；（c，d）Ⅱ 型双平面放置 253ml 中凸毛面圆形假体（115–253）术后 6 个月的效果

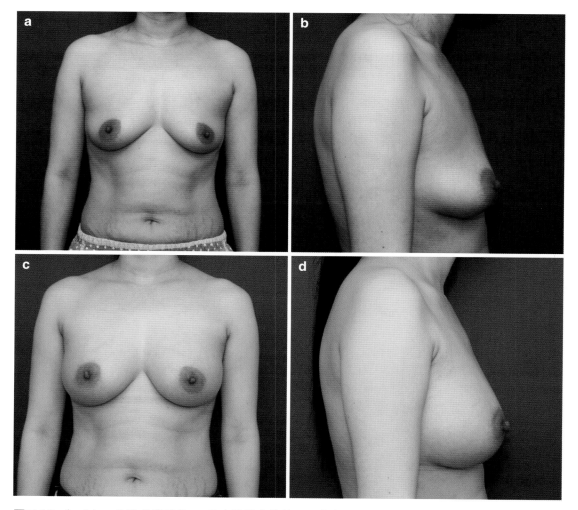

图 7.10 （a，b）一位准备隆乳的 43 岁女性的术前外观，身高 167cm，体重 55kg；（c，d）Ⅲ 型双平面放置 325ml 高凸毛面圆形假体术后 5 个月的效果

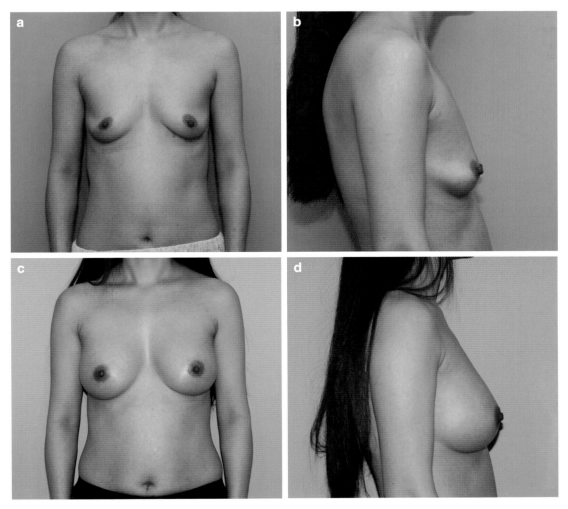

图 7.11 （a,b）一位准备隆乳的 46 岁女性的术前外观，身高 163cm，体重 48kg；（c, d）Ⅲ 型双平面放置
225ml（右侧）和 250ml（左侧）中凸毛面圆形假体术后 5 个月的效果

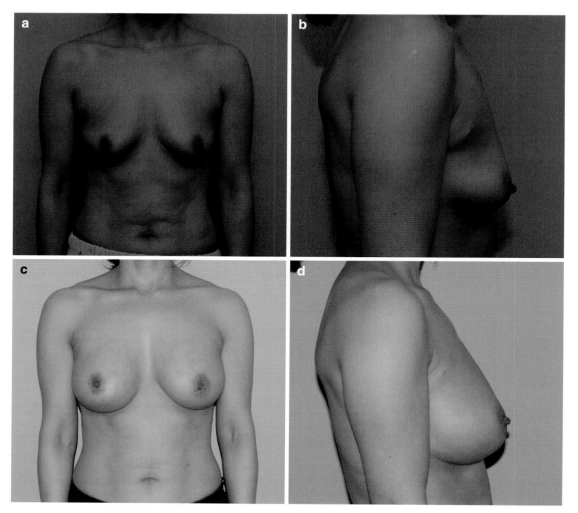

图 7.12 （a,b）一位准备隆乳的 48 岁女性的术前外观，身高 156cm，体重 46kg；（c, d）Ⅲ型双平面放置 290ml 形态稳定型解剖型假体（FF290）术后 10 个月的效果

参考文献

1. Lee SH, Yoon WJ. Axillary endoscopic subglandular tunneling approach for types 2 and 3 dual plane breast augmentation. Aesthet Plast Surg. 2014;38(3):521–527.

2. Tebbetts JB. Dual plane breast augmentation: optimizing implant-soft-tissue relationships in a wide range of breast types. Plast Reconstr Surg. 2001;107(5):1255–1272.

隆乳术的并发症和二次修复

摘要

除了最常见的并发症——包膜挛缩和假体破裂之外，隆乳术还可能发生其他并发症。尽管会发生各种并发症，但发生致命并发症的概率非常低，从而使隆乳术成为相对安全的手术。为了找到解决这些并发症的方法，术者需要充分理解并发症的发生原因和形成过程，才能制订确切的诊疗方案。多数通过腋窝切口进行隆乳术发生并发症的患者需要使用乳房下皱襞切口入路进行修复手术。但应用内镜就可以成功地经腋窝切口进行修复手术。在这一章中，我们将进一步阐述使用内镜经腋窝切口进行隆乳术的修复手术。作者希望进一步改善内镜切口方法，并开发更多新的手术方法。

关键词

隆乳术修复·包膜挛缩·乳房假体错位·包膜切除术·包膜缝合术·包膜上肌肉下新腔隙·更换假体腔穴

8.1 并发症

隆乳术后有多种潜在的并发症最常见的是包膜挛缩，其他常见的有假体移位、错位、双泡畸形、假体波纹、假体破裂和感觉变化。并乳、血肿、血清肿、感染、增生性瘢痕、Mondor 病、气胸和慢性疼痛也会发生[1]。

多数外科医生忽视了气胸发生的潜在可能，因为他们认为不太可能发生气胸。然而，根据 Osborn 和其他作者的研究，气胸的发生率比通常认为的要高[2]。造成气胸的原因有术中胸膜撕裂、局部注射时针刺穿孔、肺大疱破裂、麻醉通气压力高。因为靠近胸骨的肋间肌可能很薄或缺失，仅有肋间筋膜和胸膜覆盖，所以剥离必须仔细。对身体较瘦的患者，经腋窝切口进行钝性剥离时，内侧剥离应特别小心。此外，当对搏动的动脉进行电凝止血时，要谨慎操作，不要进入动脉近端部分（图 8.1）。

多数并发症是相互关联的。设计和剥离

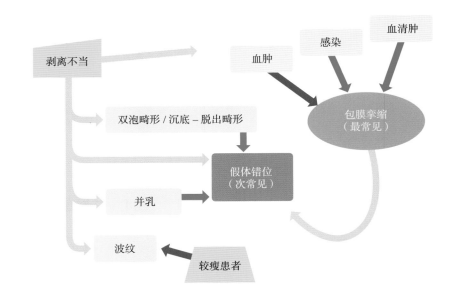

图 8.1 并发症及其相互关系

不当很可能是并发症发生的根本原因，如双泡畸形、沉底 – 脱出畸形和并乳。这些并发症会导致假体错位，使它成为隆乳术后次常见的并发症。剥离不当和较瘦的患者，由于软组织较薄且缺乏弹性，出现波纹的风险更高。剥离不当会增加血肿、血清肿和感染的风险。事实上，术中未能保持无菌环境被认为是感染的主要原因。感染、血肿、血清肿和遗传因素会增加包膜挛缩的风险。包膜挛缩是使用假体进行隆乳时最常见的并发症。包膜挛缩是血肿或血肿引起的炎症结果。在这个过程中，假体上移可能导致乳房上极饱满[3]。

包膜挛缩最重要的原因是临床及亚临床感染。包膜挛缩的最可能原因是感染导致生物膜的形成所引起的。根据这一构想，细菌的可逆性附着首先发生在假体的外壳上。

随后，附着变得不可逆，引起细菌生长和分化。因此，细菌最终得以播散。在此过程中，假体周围的包膜变厚变硬，导致包膜

挛缩（图 8.2）[4-7]。为了避免包膜挛缩，术中必须尽量减少污染和出血。出于这点考虑，作者认为以下 3 个原则对隆乳术至关重要：第一，采用无创技术，用精细剥离代替钝性剥离；第二，止血要彻底，尽量减少出血；第三，为保证无菌技术，应罩住乳头，假体腔穴要用 Adams 溶液彻底冲洗，植入假体时要用 Keller 漏斗，防止假体与皮肤接触，植入假体前要用 Adams 溶液或碘附浸泡假体[8, 9]。

2002 年，Schlesinger 等发表了关于使用扎鲁司特（安可来®）的报告。扎鲁司特是一种白三烯受体拮抗剂，可抑制嗜酸性细胞进入和平滑肌收缩活性，以预防包膜挛缩[10]。孟鲁司特（顺尔宁®）是另一种具有类似作用机制的药物。然而，关于这类药物对预防包膜挛缩是否有实质性效果仍存在争议。此外，一些研究人员提出它们会有不必要的副作用，包括肝毒性和嗜睡。

Baker Ⅲ级和Ⅳ级包膜挛缩需要手术治

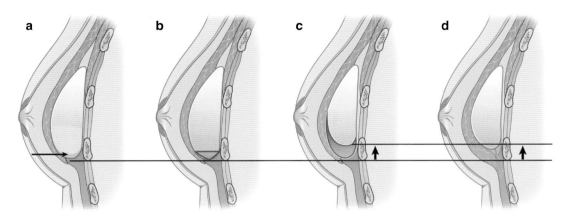

图 8.2　包膜挛缩形成后出现上极饱满。一般情况下，包膜挛缩与血肿一起发生。乳房下皱襞血肿血池处瘢痕形成增多。血池将假体向上推，造成上极饱满。（a）腔隙内正常的假体下缘及小的无效腔；（b）多数情况下，下缘有少量积液，逐渐吸收；（c）下缘有血肿，将假体向上推；（d）愈合后假体向上移位

疗[11]。在某些情况下，假体必须被取出。如果目标是在治疗包膜挛缩的同时保持隆乳，可采用开放式包膜切开术、全包膜切除术、部分包膜切除术、更换腔穴位置、插入脱细胞真皮基质等方法。Baker 在 1976 年提出的闭合式包膜切开术不再是可行的方法，FDA 已经禁止了这种方法[12]。当出现包膜挛缩并伴有凝胶破裂或钙化时，需行包膜切除术。如果包膜相对较薄且较软，可以不去除（表 8.1 和表 8.2）。

手术中应更换假体，因为用过的假体表面可能受到污染或表面可能存在生物膜。众所周知，毛面假体包膜挛缩率较低，当假体位于腺体下时，包膜挛缩发生率也较低。

包膜切除术是目前最有效的手术方法之一，全包膜切除术比部分包膜切除术更有效。Collis 和 Sharpe 报道，部分包膜切除术的患者复发率为 46%，而全切除术患者的复发率为 10%，提示全包膜切除术更有效[13]。最可取的治疗包膜挛缩的方法是对假体进行"位置更换"。新位置无污染或者污染程度很低并有适当的血液循环，从而减少了包膜挛缩的复发率。

表 8.1　隆乳术原则

无创技术——直视下精细剥离
少出血技术——细致地止血
无菌技术——乳头罩
Adams 溶液冲洗
不接触皮肤
浸泡假体

表 8.2　减少包膜挛缩发生率的技术

细致地准备皮肤和铺巾
乳头罩
经常用 Adams 溶液清洗切口部位
经常用医用酒精消毒手
直视下精细剥离
细致地止血
植入假体前用 Adams 溶液冲洗假体
植入假体前更换手套
假体浸泡在 Adams 溶液中
假体植入过程中不接触皮肤

8.2　隆乳修复术

在进行隆乳修复手术时，使用相同的腔穴或者更换腔穴。简单地更换假体的大小和调整小的错位或者矫正 Baker Ⅱ 级包膜挛缩时，使用相同的腔穴进行隆乳修复手术更容易，并能获得良好的效果。包膜切开术、部分包膜切除术、包膜缝合术和包膜电凝术都是使用相同腔穴的返修手术。更换腔穴位置是重新制作腔穴将假体放置在新位置的过程。腺体下腔穴更换为肌肉下腔穴，肌肉下腔穴更换为腺体下腔穴，或制作包膜上肌肉下新腔隙，在肌肉下放置假体。

8.2.1　相同腔穴

对于 Baker Ⅲ 级或 Ⅳ 级包膜挛缩、错位、波纹、边缘可触及或更换假体形状，更换腔穴是一种合适的方法。如前所述，转换类型包括腺体下更换为肌肉下、肌肉下更换为腺体下、更换为新的胸肌下和转换为双平面；此外，全包膜切除术在技术上也更多换腔穴。

8.2.1.1　包膜切开术

包膜切开术是使用相同腔穴的应用最广泛的手术方法。假体隆乳术后次常见的并发症是错位，常遇到上极饱满或向上错位。假体错位但无包膜挛缩迹象或为 Baker Ⅱ 级包膜挛缩时，单纯包膜切开术可获得满意的效果。取出原来的假体，用 Adams 溶液或抗生素溶液彻底冲洗包膜内部。尝试尽可能多

地去除包膜内壁上存在的生物膜是非常重要的，用 Kelly 钳夹住浸过抗生素溶液的纱布彻底清洁包膜内部。对于 Baker Ⅱ 级包膜挛缩，有时沿着包膜切开的边缘在前包膜进行垂直包膜切开有助于防止由于单纯包膜切开而导致的下极扩张受损。不再鼓励使用 Baker 在 1976 年发表的闭合式包膜切开术，实际上它已经被 FDA 禁止，因为出现并发症的风险（例如假体破裂）和复发率很高。

8.2.1.2　部分包膜切除术

在全包膜切除术不容易进行时，通常使用部分包膜切除术，并且最常去除的是前包膜。假体取出后，如果某些部分的包膜边缘被撕裂，则去除部分包膜以改善该区域组织的分布。不推荐采用部分包膜切除术和前包膜切除术，因为它们有较高的包膜挛缩复发的风险，这些技术的主要缺点是难以去除生物膜[13]（图 8.3）。

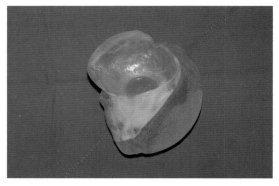

图 8.3　双包膜。这个包膜是双包膜的内层包膜。术后对毛面假体进行按摩会导致双包膜

8.2.1.3 磨削法包膜缝合术

在剥离腔穴的过程中可能会出现过度向下剥离，或者由于重力的作用，假体朝向脐部向下移位。

如果假体被错误地向下放置导致错位或者出现双泡，应确定新乳房下皱襞水平，对需要修复的下极腔穴做腔隙调整。用内镜持针器在新的乳房下皱襞水平缝合包膜可取得极好的效果。一般情况下，在新乳房下皱襞水平，使用 3-0 PDS 缝合线进行 5~7 处单纯间断缝合。在腋窝打结，用推结器把结推进里面。使用铲形内镜单极电凝尖端对原有包膜进行电磨削，使其在新乳房下皱襞的下方产生粘连。

8.2.1.4 电凝收缩宽大的包膜

如果腔隙过于宽大并且现有包膜没有表现出挛缩，以及因为之前手术中广泛剥离造成包膜较薄，或光面假体导致腔穴加宽，或毛面假体导致双包膜形成，则电凝是一个用于收缩原有包膜简单有效的方法。使用铲形内镜单极电凝尖端在原有包膜的内表面进行电凝。电凝的表面积是通过观察腔穴的大小来确定的。这种手术方法适合使用毛面假体。

8.2.2 更换腔穴

8.2.2.1 相同的位置，全包膜切除术

全包膜切除术是 Baker Ⅲ级和Ⅳ级包膜挛缩的适应证。对于包膜钙化或假体凝胶破裂时，可以使用不同的方法，但全包膜切除术是最好的。

全包膜切除术治疗包膜挛缩效果很好。但是，当后包膜粘连于胸壁时，全包膜切除术可能会有困难。此外，全包膜切除术有较高的并发症发生风险，对于较瘦的女性增加了假体可触及的风险，且手术时间更长。

8.2.2.2 腺体下转换为肌肉下

如果包膜没有钙化或假体没有破裂，更换腔穴位置是保留原有包膜的一种简单而有效的方法。如果假体位于腺体下腔隙，并且有包膜挛缩或错位，可以通过在肌肉下腔隙创建新腔穴植入新的假体。在这种情况下如果使用形态稳定型假体，即使存在某种程度的包膜挛缩，也没有必要通过包膜切开术拉平原有包膜，因为假体扩张的力量足以将位于新肌肉下腔穴的假体前方的原有包膜扩张。然而，当使用圆形假体或大的形态稳定型假体时，需要处理位于新腔穴前面的原有包膜。无论是包膜后壁部分包膜切除术，还是放射状或棋盘状的包膜后壁的包膜切开术，都应根据原有包膜挛缩的程度或周围软组织的弹性来考虑。

8.2.2.3 转换为双平面

如果乳房的皮肤和软组织弹性较低，将假体腔穴从腺体下向肌肉下更换时，更换为Ⅱ型或Ⅲ型双平面可获得良好的效果。使用这种剥离方法类似于将腺体下腔穴更换为肌肉下腔穴，通过在乳房下皱襞水平进行长的包膜切开将肌肉下腔穴与腺体下腔穴连接起来，可以实现适当的双平面更换。然而，如果原有包膜后壁挛缩使软组织扩张受限，对

原有包膜后壁进行棋盘状的包膜切开使包膜肌肉瓣获得充分扩张是很重要的。

8.2.2.4 肌肉下更换为腺体下

将肌肉下腔穴更换为腺体下腔穴是解决肌肉下并乳的最有效方法。因为在较瘦的女性可能会出现假体可触及或波纹，如果发生单纯的包膜挛缩则不推荐使用该技术。

手术方法与内镜腺体下入路相同。因此，创建新腺体下腔穴的过程没有什么特别之处。然而，在并乳修复术中，双侧肌肉下腔穴的胸骨区间隙应该是粘连的，这意味着在皮肤上不应该感觉到有移动。在此过程中，应对肌肉下腔穴的胸骨区包膜进行彻底的电磨削，并沿中线和胸骨旁线用 3-0 PDS 线自上至下进行大约 3 针的内镜缝合。

8.2.2.5 肌肉下更换为包膜上肌肉下新腔隙

当患者在肌肉下隆乳术后发生包膜挛缩时，包膜上肌肉下新腔隙法是有用的。在这种方法中，将假体植入到原有包膜前方的新建的间隙[14]。这种方法适用于原有包膜未发生钙化，尤其适用于 Baker Ⅲ级和Ⅳ级包膜挛缩。与前面讨论的所有方法一样，这种方法也可以使用内镜经腋窝切口。

创建包膜上新间隙的过程与经腋窝内镜隆乳术的过程相同。通过腋窝在乳房上极无须移除假体即可在内镜下进行电剥离。剥离需要小心进行，因为原有包膜通常附着于胸大肌，将内镜拉钩向上方拉，即朝向乳房的前方，对剥离是有帮助的。剥离从腋窝开始，持续到乳头水平。然后在腋窝附近打开原有包膜，取出假体。假体取出后，用长 Kelly 钳夹 Adams 溶液浸泡过的纱布，多次彻底清洁原有包膜的内部。然后用 1000ml Adams 溶液彻底冲洗，以去除原有包膜内的生物膜。将模型植入原有包膜内。将模型充注到合适大小有助于乳房下极包膜上间隙的剥离。调整模型的充注量，在乳房下极区域进行剥离，剥离延伸到新乳房下皱襞的位置。

如果怀疑原有包膜内部有生物膜，应使用内镜缝合原有包膜上用于取出原有假体的切口线，使剥离的新腔隙内部与原有包膜不相连（图 8.4~ 图 8.12）。

图 8.4　包膜切开术。（a，b）50 岁患者，原有假体错位（168cm，68kg，20 年前经腋窝入路植入 120ml 盐水假体）；（c，d）内镜下包膜切开术后 4 个月的效果，在相同的肌肉下平面更换为 440ml 高凸毛面圆形假体；（e）内镜下包膜切开术

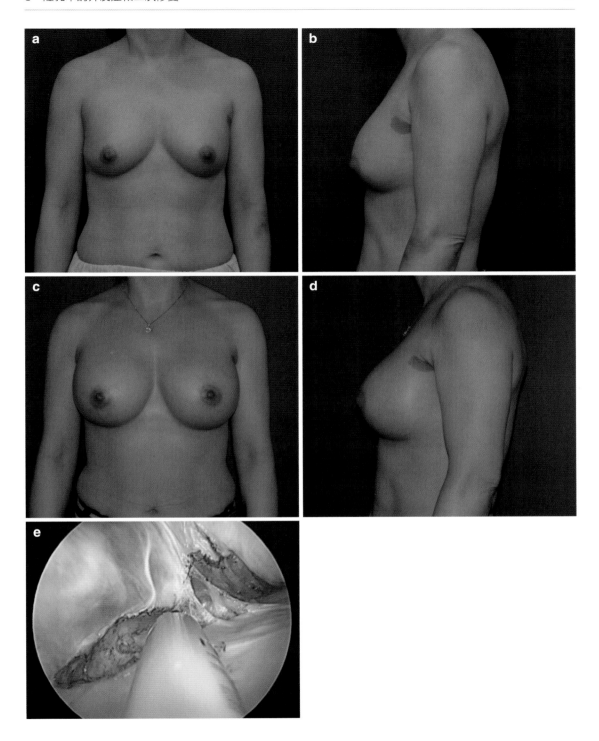

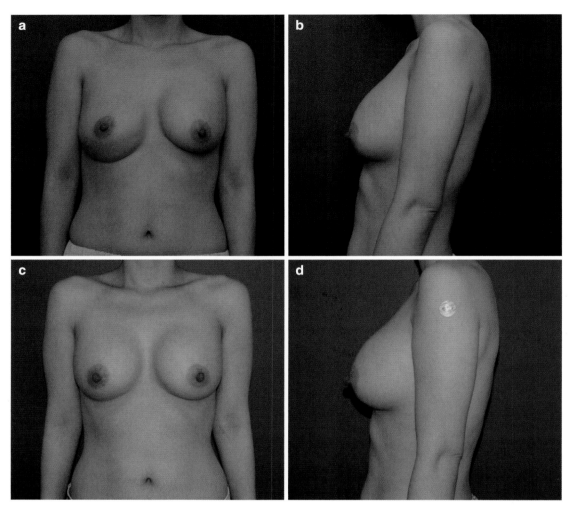

图 8.5 （a,b）30 岁患者，左侧乳房上极饱满，右侧乳房沉底 - 脱出畸形及双泡畸形［身高 165cm，体重 49kg，5 年前植入 270ml 硅胶假体（10-270）］；（c,d）内镜下包膜缝合术及包膜切开术后 4 个月的效果，在相同的肌肉下平面更换为 339ml 中凸光面圆形假体（15–339）

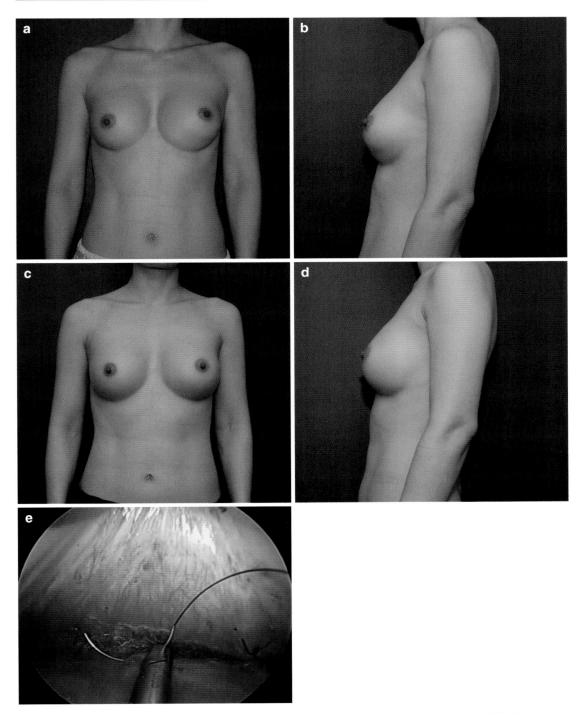

图 8.6 （a, b）35 岁患者（身高 163cm，体重 56kg），左侧乳房双泡畸形；（c, d）内镜下包膜缝合术后 6 个月的效果，在相同的肌肉下平面更换为 250ml 中凸高型毛面圆形假体；（e）内镜下包膜缝合术

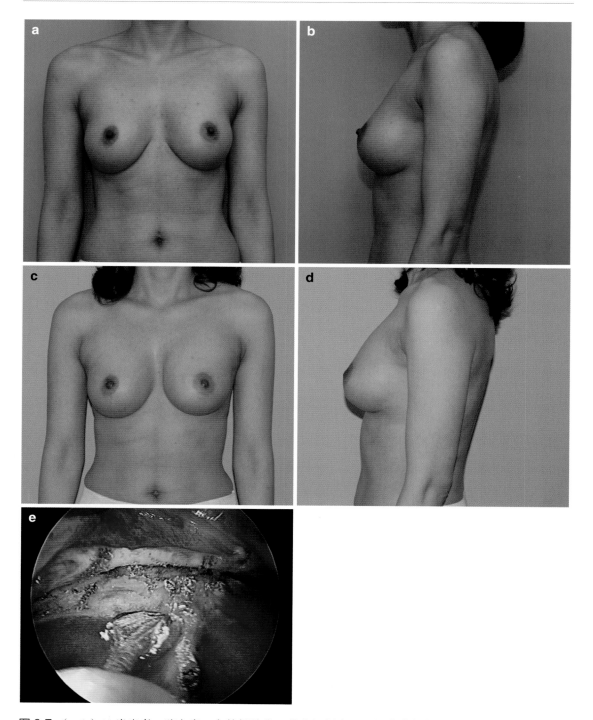

图 8.7 （a，b）41 岁患者，腔穴宽，向外侧移位，乳房间距宽，双包膜［身高 170cm，体重 54kg，植入 272ml 毛面圆形假体（115–272）］。（c,d）内镜下包膜电凝后，在相同的肌肉下平面更换为 310ml 形态稳定型解剖型假体（FM310）术后 6 个月的效果；（e）内镜下用铲形电凝尖端对包膜进行电凝

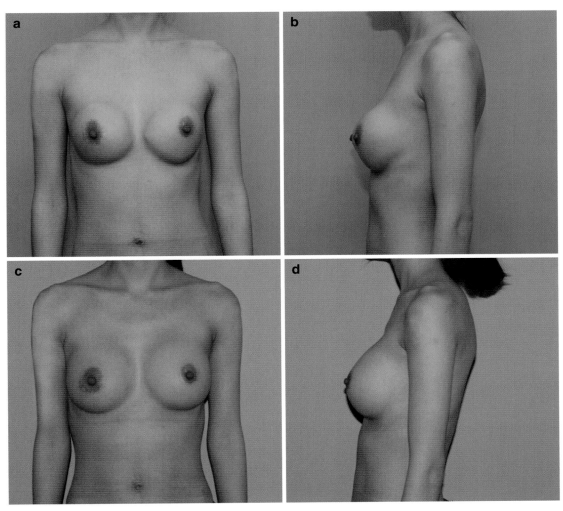

图 8.8　腺体下腔穴更换为肌肉下腔穴。(a, b) 29 岁患者，Baker Ⅲ 级包膜挛缩，既往有 2 次乳晕入路腺体下平面隆乳史；(c, d) 腔穴转换而不处理原有包膜并在新的肌肉下平面放置 310ml 形态稳定型解剖型假体（FM310），术后 4 个月的效果

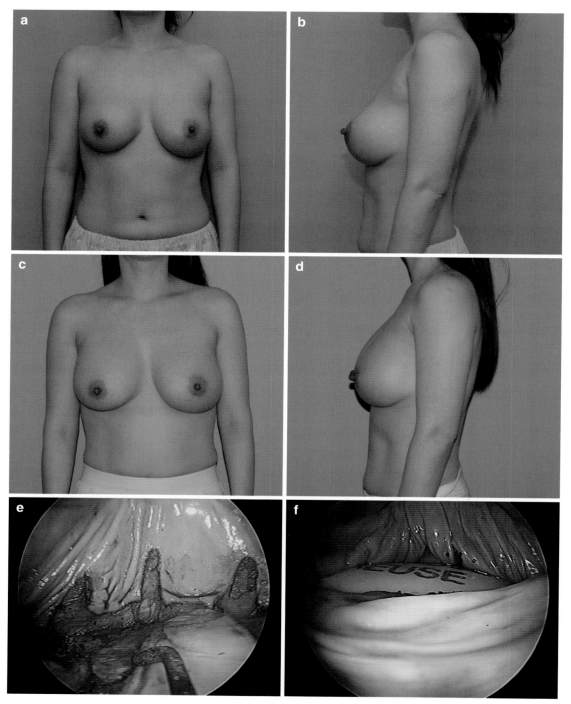

图 8.9　腺体下腔穴更换为双平面。(a, b) 35 岁患者，有包膜挛缩（右侧，Baker Ⅲ 级；左侧，Baker Ⅱ 级）左侧乳房下极下垂畸形（10 年前在腺体下平面植入 250ml 光面盐水假体）；(c, d) 腺体下腔穴更换为肌肉下腔穴术后 3 个月效果（右侧乳房，在原有包膜后壁进行棋盘状包膜切开），腺体下腔穴更换为 Ⅱ 型双平面（左侧乳房，包膜肌肉瓣），在新的肌肉下平面放置 375ml 形态稳定型解剖型假体（FF375）；(e) 右侧原有包膜进行棋盘状包膜切开；(f, g) 左侧乳房，更换为双平面的包膜肌肉瓣

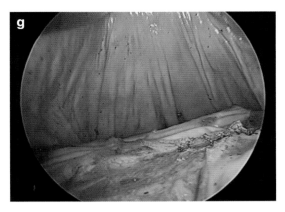

图 8.9 （续页）

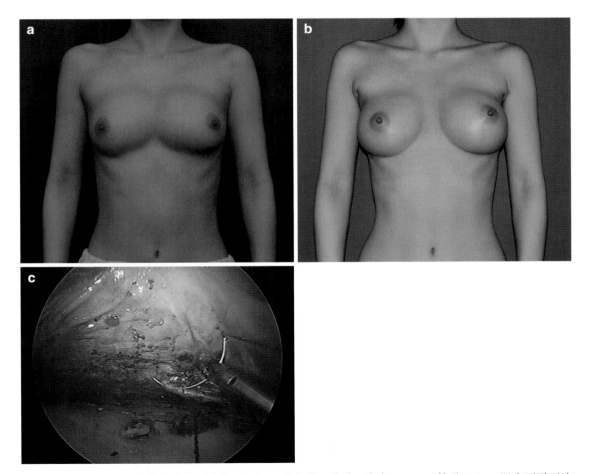

图 8.10　肌肉下腔穴转换为腺体下腔穴。（a）28 岁患者，并乳，身高 159cm，体重 45kg，肌肉下平面放置 300ml（右侧）和 260ml（左侧）毛面圆形假体；（b）肌肉下腔穴转换为腺体下腔穴并置换为 222ml（右侧）和 203ml（左侧）的毛面圆形假体，同时在胸骨区域对原有包膜进行包膜缝合术后 3 周的效果；（c）内镜下胸骨区域对原有包膜行包膜缝合术

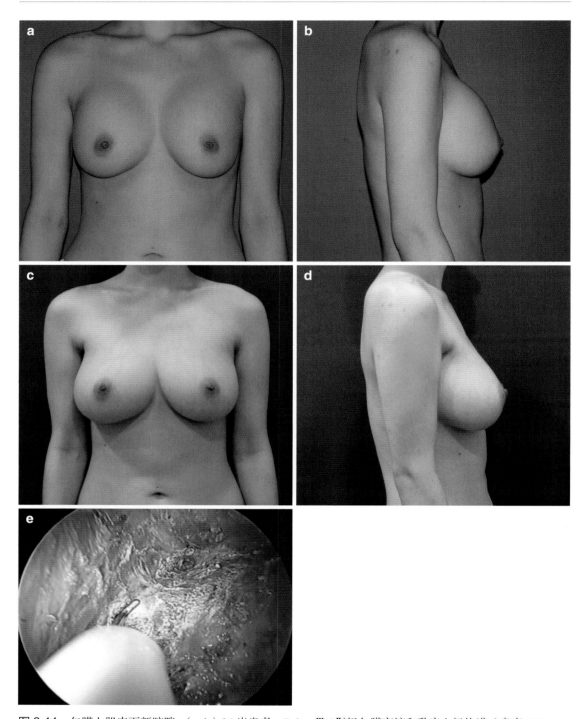

图 8.11　包膜上肌肉下新腔隙。（a, b）26 岁患者，Baker Ⅲ / Ⅳ级包膜挛缩和乳房上极饱满（身高 166cm，体重 51kg，4 年前在肌肉下平面放置 265ml 光面圆形假体）；（c,d）内镜下创建包膜上肌肉下新腔隙（右侧）和包膜切开（左侧）并放置 253ml 毛面圆形假体术后 4 个月的效果；（e）在内镜下剥离创建包膜上新腔隙

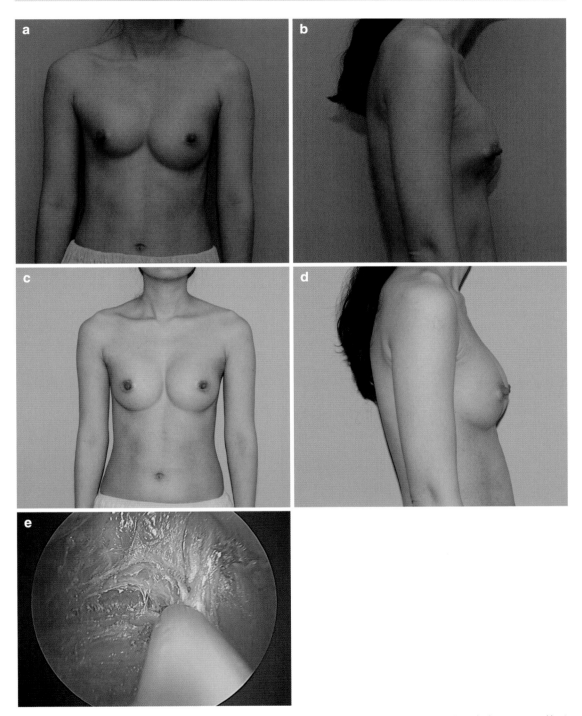

图 8.12 包膜上肌肉下新腔隙。(a, b) 37 岁患者，Baker Ⅳ / Ⅱ 级包膜挛缩和错位（身高 161cm，体重 46kg，既往有 3 次通过乳晕入路的隆乳史，在肌肉下平面放置 225ml 光面圆形假体）；(c, d) 在内镜下创建包膜上肌肉下新腔隙（右侧）和行包膜切开术（左侧）并放置 255ml 形态稳定型圆形假体术后 9 个月的效果；(e) 在内镜下剥离创建包膜上新腔隙

参考文献

1. Handel N, Jensen JA, Black Q, Waisman JR, Silverstein MJ. The fate of breast implants: a critical analysis of complications and outcomes. Plast Reconstr Surg. 1995;96(7):1521–1533.
2. Osborn JM, Stevenson TR. Pneumothorax as a complication of breast augmentation. Plast Reconstr Surg. 2005;116(4):1122–1126.
3. Handel N, Cordray T, Gutierrez J, Jensen JA. A long-term study of outcomes, complications, and patient satisfaction with breast implants. Plast Reconst Surg. 2006;117(3):757–767.
4. Virden CP, Dobke MK, Stein P, Parsons CL, Frank DH. Subclinical infection of the silicone breast implant surface as a possible cause of capsular contracture. Aesthet Plast Surg. 1992;16(2):173–179.
5. Constantine RS, Constantine FC, Rohrich RJ. The ever-changing role of biofilms in plastic surgery. Plast Reconstr Surg. 2014;133(6):865e–872e.
6. Deva AK, Adams WP Jr, Vickery K. The role of bacterial biofilms in device-associated infection. Plast Reconstr Surg. 2013;132(5):1319–1328.
7. Donlan RM. Biofilms: microbial life on surfaces. Emerg Infect Dis. 2002;8(9):881–890.
8. Adams WP Jr, Rios JL. SmithSJ. Enhancing patient outcomes in aesthetic and reconstructive breast surgery using triple antibiotic breast irrigation: six-year prospective clinic study. Plast Reconstr Surg. 2006; 118(7S): 46S–52S.
9. Moyer HR, Ghazi B, Losken A. Sterility in breast implant placement: the Keller funnel and the "no touch" technique. Plast Reconstr Surg. 2011;128(4S):9S.
10. Schlesinger SL, Ellenbogen R, Desvigne MN, Svehlak S, Heck R. Zafirlukast(Accolate): a new treatment for capsular contracture. Aesthet Surg J. 2002;22(4):329–336.
11. Spear SL, Baker JL Jr. Classification of capsular contracture after prosthetic breast reconstruction. Plast Reconstr Surg. 1995;96(5):1119–1123.
12. Baker JL Jr, Bartels RJ, Douglas WM. Closed compression technique for rupturing a contracted capsule around a breast implant. Plast Reconstr Surg. 1976;58(2):137–141.
13. Collis N, Sharpe DT. Recurrence of subglandular breast implant capsular contracture: anterior versus total capsulectomy. Plast Reconstr Surg. 2000;106(4):792–797.
14. Spear SL, Dayan JH, Bogue D, Clemens MW, Newman M, Teltelbaum S, Maxwell GP. The "neosubpectoral" pocket for the correction of symmastia. Plast Reconstr Surg. 2009;124(3):695–703.